鍉圆针系统痧疗

胡广芹 著

全国百佳图书出版单位
中国中医药出版社
· 北 京 ·

图书在版编目（CIP）数据

鍉圆针系统痧疗 / 胡广芹著 .—北京：中国中医药出版社，2023.9

ISBN 978 – 7 – 5132 – 6748 – 9

Ⅰ . ①鍉… Ⅱ . ①胡… Ⅲ . ①刮搓疗法 Ⅳ . ① R244.4

中国版本图书馆 CIP 数据核字（2021）第 016734 号

中国中医药出版社出版

北京经济技术开发区科创十三街 31 号院二区 8 号楼

邮政编码 100176

传真 010-64405721

山东临沂新华印刷物流集团有限责任公司印刷

各地新华书店经销

本书为融合出版物
微信扫描上方二维码
关注"悦医家中医书院"
即可访问相关数字化资源和服务

开本 880×1230 1/32 印张 7.25 彩插 0.25 字数 173 千字

2023 年 9 月第 1 版 2023 年 9 月第 1 次印刷

书号 ISBN 978 – 7 – 5132 – 6748 – 9

定价 69.00 元

网址 www.cptcm.com

服 务 热 线 010-64405510
购 书 热 线 010-89535836
维 权 打 假 010-64405753

微信服务号 zgzyycbs
微商城网址 https://kdt.im/LIdUGr
官方微博 http://e.weibo.com/cptcm
天猫旗舰店网址 https://zgzyycbs.tmall.com

如有印装质量问题请与本社出版部联系（010-64405510）

晴空拂照芎 传承灵枢经九针精髓

创新锟 圆针系统治疗技术。

院士 国医大师 石学敏

2023.6.3.

中国工程院院士、国医大师石学敏寄语

寄　语

　　源《灵枢》鍉圆针理法，承胡氏家族痧疗艺，融中医外治法理念，创理法技器于一体，为中医适宜技术发展作出范例。

　　——贺胡氏传人广芹教授《鍉圆针系统痧疗》出版

成都中医药大学

2023 年 6 月 2 日

国医大师刘敏如寄语

寄 语

本书是胡广芹博士刻苦钻研、呕心沥血、传承创新、弘扬中医药文化的重要成果。锁围针系统疗疾，以中医药文化为灵魂，以服务于百姓健康的技术方法为载体，二者互根互用，在中医药临床和养生保健工作中发挥了重要作用。望继续努力，为健康中国事业做出更大贡献！

陈宝贵

2023、5、20.

首届全国名中医陈宝贵寄语

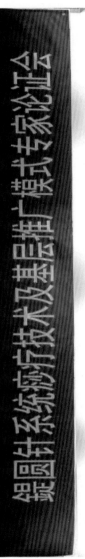

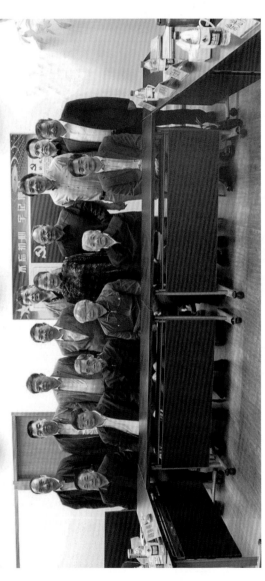

锟斤拷针系统痧疗技术及基层推广模式专家论证会

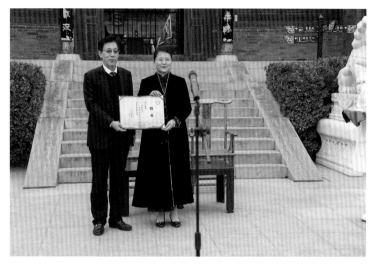

中华中医药学会王国辰副会长向胡广芹颁发

"中华中医药学会学术传承导师"聘书

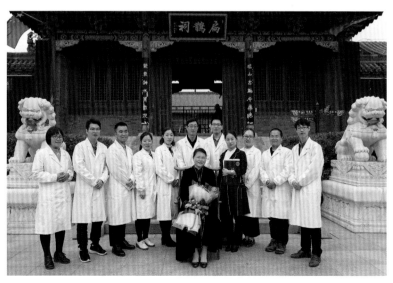

2018年10月20日在河北内丘扁鹊祠举行胡广芹弟子拜师仪式

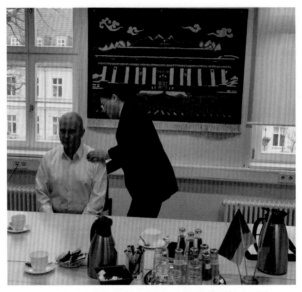

2020 年 1 月 20 日在德国泰尔托市政府办公厅，
市长托马斯体验鍉圆针系统痧疗

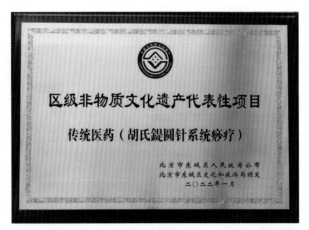

2022 年 1 月，"胡氏鍉圆针系统痧疗"被列入第七批
北京市东城区级非物质文化遗产代表性项目名录牌匾

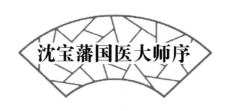

沈宝藩国医大师序

习近平总书记2015年在庆贺中国中医科学院成立六十年贺信中指示:"切实把中医药这一祖先留给我们的宝贵财富继承好、发展好、利用好,在建设健康中国、实现中国梦的伟大征程中谱写新的篇章。"

今由国家中医药博物馆研究部胡广芹博士、主任医师编著出版《鍉圆针系统痧疗》一书,正是落实总书记英明指示的重大举措。

该著作系统、翔实、完善地阐述了胡广芹博士在中医理论指导下,借鉴传统理疗技术治疗方法之优势痧疗工具和手法,提升和丰富了传统的痧疗理论,从而更有利于临床的应用、普及推广。2018年,国家中医药管理局中国中医药科技交流中心组织了以国医大师路志正为组长的专家组,对此课题进行了论证,给予了高度的评价,认为"鍉圆针系统痧疗形成了一套相对完整规范的保健治疗方案。该疗法适用范围广,疗效明显,安全性高,操作方便,充分显示了中医治疗技术的优势,具有良好的医疗和保健功能,群众接受度高,适合推广应用"。

本人认为该疗法应用于临床多年,获得了人民群众的喜爱。这一疗法的应用，是符合我国当前的国情、医疗卫生模式、健康文化观念的，值得大力推广应用。

综上可见，《鍉圆针系统痧疗》一书阐述的学术观点和创新疗法，体现了继承中有发扬，发掘中有创新，是一部对临床、教学有参考和实用价值的著作，可庆可贺，乐以为序。

国医大师 沈宝藩

2023 年 6 月

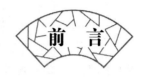

前　言

　　医疗器械是在人类与疾病斗争过程中诞生与发展的产物。《黄帝内经》是现存最早记载医疗器械，提出"理、法、方、术、器"，并在天人合一整体观指导下，辨证施法、施方、施术、施器治疗疾病、养生保健的医籍，也是最早倡导应用无创、微创疗法的医籍。

　　我提出鍉圆针系统痧疗的理念和技法，首先是受《黄帝内经》九针思想的启发。《黄帝内经》将"针"和针法的功用放在首要位置来谈。《灵枢经》首篇《九针十二原》记载："余子万民，养百姓而收其租税；余哀其不给而属有疾病。余欲勿使被毒药，无用砭石，欲以微针通其经脉，调其血气，荣其逆顺出入之会。令可传于后世，必明为之法，令终而不灭，久而不绝，易用难忘，为之经纪，异其章，别其表里，为之终始。令各有形，先立针经。"不仅如此，"《灵》《素》两经，其详论脏腑经穴疾病等说，为针法言者，十之七八，为方药言者，十之二三"（清代徐灵胎《医学源流论·针灸失传论》）。古人高度重视"针"和针法，实际上是提倡应首先运用无创、微创的方法来维护健康和预防疾患，不赞成过分依赖药物或滥用砭石器具，以减少药物的毒副作用和避免使用砭石器具可能造成的不必要创伤。显然，这一理念和方法凝聚先人高超智慧，需要我们继承和弘扬。

在《黄帝内经》九针理论体系中，员针、鍉针及其针法是不可或缺的组成部分。按照《黄帝内经》中的排序，员针、鍉针分别是九针中第二针和第三针。《黄帝内经》对员针、鍉针之名、形、功、义及使用要领和刺法，不仅有非常详细的介绍，且有成熟的刺法理论。《灵枢·九针十二原》记载："二曰员针，长一寸六分……针如卵形，揩摩分间，不得伤肌肉，以泻分气。"《灵枢·官针》记载："病在分肉间，取以员针于病所。"这表明古人已用员针按摩体表，治疗筋肉方面的病痛。《灵枢·九针十二原》记载："鍉针者，锋如黍粟之锐，主按脉勿陷，以致其气。"《灵枢·九针论》记载："鍉针，取法于黍粟之锐，长三寸半，主按脉取气，令邪出。"《灵枢·官针》记载："病在脉，气少当补之者，取以鍉针于井荥分输。"上述记载表明，古人早已使用员针、鍉针及其无创针法按摩经脉，按压穴点，不入皮肤却有导气和血、扶正祛邪之功效，在守护先民健康中发挥了重要作用。

虽然员针、鍉针用于医疗，早在《黄帝内经》中已有多处记载，但是《黄帝内经》原著亡佚，九针原型亦不得而知。目前几种九针图是后世中医绘制，各有所见。司马迁的《史记·扁鹊仓公列传》记载：扁鹊过虢国，遇虢国太子"暴毙"，扁鹊用砥石厉针点按五会，使虢国太子"起死回阳"。扁鹊砥针之术，或许是九针的沿用和现代砭疗、针刺技术的前身。唐代医学大家王焘在《外台秘要·序》中坦言，对能辨证阴阳虚实病机，采取适当刺法调养的医者，只听闻传说而从未见过："气有余则和其经渠以安之，志不足则补其复溜以养之，溶溶液液，调上调下。吾闻其语矣，未遇其人也。不诬方将，请俟来哲。"透过王焘所言，在一定程度上可以推断，唐代已出现刺法面临失传的迹象，其中应该也包括员针、鍉针。《外台秘要·明堂序》云："其针法，古来以深奥，令人卒不可解。"认为自古针法奥妙，不易掌握，唯恐后学失误而致差错，为慎重起见，未列专卷详载。王焘之感言，不仅表达了他对针法的某种看法，而且让我们联想到，针法失传应该与古代中医的传承模式有关：古代没有摄影技术，中医手法口授心传，年代久远，朝代更迭，"人亡艺绝，绝技失传"；精湛的医技手法靠多年临床刻苦训练的硬功夫，很容易受到上流社会只会开方用药的医家排斥，流落民间则发展受到局限。这种消极影响一直持续到现在。目前，员针、鍉针两种无创针法的临床运用几乎处于缺失状态，在国家医疗保险目录和医疗器械目录中均未查到相关信息。

在从事中医全科医疗的多年实践中，我对员针、鍉针、刮痧疗法（以下简称痧疗）及拔罐疗法（以下简称罐疗）进行了长期研究和细致挖掘，从梳理理论、设计器具、研制介质、规范操作，到传承传播，从"道、法、方、术、器"到"效"六个层面分别进行深入研究。我以中医理论，特别是经络腧穴理论为指导，结合人体解剖学、生理学、生物力学原理，吸收借鉴员针、鍉针、新九针、痧疗、罐疗、推拿按摩、点穴、针刺、针刀等外治技术手法之优势，应用新材料、新工艺对操作工具进行改进，并创新操作手法，提出了鍉圆针系统痧疗理念和技法。临床实践和研究表明，这一成果在应用过程中，器具和操作能够标准化，易学易操作，无痛无创，安全环保，见效快，受试者体验感好，能用最少的资源解决药物和手术刀等解决不了的健康问题，性价比高。2018 年 10 月 18 日，国家中医药管理局中国中医药科技交流中心组织了以国医大师路志正为组长的专家组对这一成果进行论证，专家组给予了高度评价，一致认为这一成果"形成了一套相对完整规范的保健与治疗方法"，"该疗法适用范围广、疗效明显、安全性高、操作方便，充分发挥中医技术优势，具有良好的治疗及保健功能，群众接受度高，适合推广应用"。2019 年 10 月 18～20 日，中华中医药学会举办了国家级中医药继续教育项目"鍉圆针系统痧疗技术培训班"（编号

Z20193321001）。2022 年 1 月 11 日，"胡氏鍉圆针系统痧疗"被列入第七批北京市东城区级非物质文化遗产代表性项目名录。

我认为，就弘扬中医药而言，中医药文化是灵魂，中医药服务于百姓健康的技术和方法是载体，二者互根互用，密不可分。特别是具体到推广鍉圆针系统痧疗而言，只进行口口相传和手把手训练还不够，应该科学研究、理论提升、临床应用与科普推广相结合。本书就是相应的研究成果。本书以鍉圆针系统痧疗的理论知识为基本内容，突出技能实训和临床实用，通过学习，学生能够掌握鍉圆针系统痧疗的基本理论、基本知识和基本操作技艺，为临床熟练运用鍉圆针系统痧疗治疗疾病和养生保健打下良好基础。

本书共分为七章。第一章绪论简要介绍鍉圆针系统痧疗的概念、命名由来、特点及社会价值；第二章介绍鍉圆针系统痧疗技艺的源流与沿革；第三章介绍鍉圆针系统痧疗的作用机理；第四章介绍鍉圆针系统痧疗工具设计原理及基本工具；第五章介绍鍉圆针系统痧疗操作手法；第六章介绍鍉圆针系统痧疗辨证施治方法；第七章介绍鍉圆针系统痧疗临床操作基本要求。

在创立和推广鍉圆针系统痧疗过程中，我得到了诸多老师和同行的支持与帮助。恩师路志正国医大师和路喜善师兄多次鼓励我把痧疗与罐疗技术医教研做到实处。世界中医药学会联合会创会副主席兼秘书长李振吉教授，鼓励我发起成立世界中医药学会联合会痧疗罐疗专业委员会，建议我把痧疗与罐疗技术进行精细化研究。感谢中国工程院院士、国医大师石学敏及国医大师孙光荣担任痧疗罐疗专业委员会名誉会长，并予以指导。刘敏如国医大师，亲力亲为到基层支持我开展工作。国家中医药博物馆杨荣臣馆长对我从事锓圆针系统痧疗非物质文化遗产的挖掘、传承、保护、推广工作给予了许多指导、鼓励和帮助，他拨冗莅临锓圆针系统痧疗的推广应用基地，提出宝贵的意见。中国中医科学院杨龙会副书记对本研究提供了有益的指导和帮助。他在百忙之中帮我查找文献，打印中医诊疗仪器目录和医疗保险项目名录，和我逐一分析比对，使我在领会传统痧疗与罐疗特点的基础上，将所创制的痧疗体系命名为"锓圆针系统痧疗"。在把锓圆针系统痧疗技术相关研究成果编著成书的过程中，我多次征求多位名老中医的意见。诸多老专家对本研究倾心支持，对本书的编写提纲及内容进行了认真讨论和审订。本书的出版还得到北京市中医药科技发展资金项目、课题《胡广芹锓圆针系统痧疗对膝痹病的系统诊疗》（项目编号 QN-2020-08）、《眩晕病的锓圆针系统痧疗研究及示范推广》（项目编号QYSF-2020-06）的大力支持，在此深表感谢。

习近平总书记曾指出：中医药学凝聚着深邃的哲

学智慧和中华民族几千年的健康养生理念及其实践经验，是中国古代科学的瑰宝，也是打开中华文明宝库的钥匙。鍉圆针系统痧疗继承中国传统医学精华，汲取现代医学的科学营养，既是传播中华民族传统文化瑰宝的重要载体，又是民众防病治病、养生保健的重要手段。它符合中国的国情，又能与国际接轨，是中医守正创新、传承精华的实际运用。希望本书的出版，能为中医药学的继承与发展，为提升中医健康服务能力和"健康中国"建设贡献一份力量。

本书付梓之际，感谢国医大师沈宝藩作序和细致入微的指导。感谢首届全国名中医陈宝贵教授百忙之中下基层为我开展鍉圆针系统痧疗进行指导，并对本书寄语。感谢中国北京同仁堂（集团）有限责任公司党委书记、董事长王贵平，健民药业集团股份有限公司董事长何勤和广盛原中医药有限公司董事长徐胜，对我传承创新中医药传统技术的大力支持。

本书资料，由胡氏鍉圆针系统痧疗传承人高之光协助整理，在此表示感谢！

由于水平有限，书中不足之处在所难免，希望读者提出宝贵建议，以便日臻完善。

胡广芹

2023 年 6 月

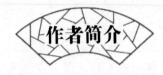

作者简介

　　胡广芹　国家中医药博物馆研究员，主任医师，医学博士。国家健康科普专家库首批专家，国家中医药管理局中医药文化科普巡讲团巡讲专家。天津中医药大学研究生毕业。中国中医科学院博士后出站。国医大师路志正和中国工程院院士、国医大师石学敏传承弟子。"胡氏鍉圆针系统痧疗"非物质文化遗产代表性传承人。世界中医药学会联合会痧疗罐疗专业委员会会长，中华中医药学会学术传承导师。

　　擅长根据患者不同身体功能状态进行"形神兼治，针药并施"，在治疗疑难杂症方面取得较好疗效。

　　以第一作者及通讯作者发表论文40余篇；获得专利和软件著作权15项；主持完成科技部国家重点研发计划、重点专项等国家和省部级以上课题4项。主编《大学生轻松学养生》《中医健康管理》《形神兼治 针药并施》《痧疗与罐疗》等论著、教材10部。主持完成世界中医药学会联合会团体标准《中医药健康旅游服务基本要求》《中医馆服务基本要求》《刮痧促进新型冠状病毒肺炎患者恢复期康复操作规范》等4项。2023年，在中国国家博物馆作访问学者期间，策划《智慧之光——中医药文化展》，观众近70万人次。

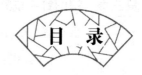

目 录

第一章 绪论

一、鍉圆针系统痧疗的概念及命名 / 001

二、鍉圆针系统痧疗的特点 / 003

三、鍉圆针系统痧疗的社会价值 / 005

第二章 鍉圆针系统痧疗源流与沿革

第一节 古代中医痧疗的发展 / 008

一、萌芽阶段 / 008

二、先秦时期 / 010

三、秦汉时期 / 011

四、晋南北朝时期 / 012

五、隋唐时期 / 013

六、宋金元时期 / 014

七、明代 / 016

八、清代 / 018

第二节 中医痧疗发展现状 / 021

第三章　锟圆针系统痧疗的作用机理

第一节　中医学对痧疗作用机理的认识 / 027

一、通 / 029

二、荣 / 032

三、平 / 033

第二节　现代医学对痧疗作用机理的认识 / 036

一、促进组织再生，激发、调节、加强人体天然防御
功能 / 036

二、调节体液动态平衡，维护内环境稳定 / 037

三、激活人体细胞生物活性潜能，维护机体生态
平衡 / 038

四、激发系统组织细胞的内在能动性，调整熵与负熵
平衡 / 040

五、刺激生物全息部位，以局部调整体 / 041

六、不同生物力学参数机械力刺激引发机体系列生物力学
应答反应 / 042

第四章　锟圆针系统痧疗工具设计

第一节　设计原理 / 044

一、传统无创针具及出痧器具解析与借鉴 / 045

二、锟圆针系统痧疗器具创新原理 / 048

三、锟圆针系统痧疗器具设计特点 / 050

第二节　锟圆针系统痧疗基本工具 / 052

一、锟圆针系统痧疗器具 / 053

二、鍉圆针系统痧疗介质 / 059

第五章　鍉圆针系统痧疗操作手法

第一节　概述 / 062

一、鍉圆针系统痧疗手法基本要求 / 063

二、鍉圆针系统痧疗手法的特点 / 064

第二节　基本操作手法 / 065

一、根据力量大小分类 / 065

二、根据移动速度分类 / 066

三、根据刮拭方向分类 / 066

四、根据刮拭位移长宽度分类 / 068

五、根据刮拭局部面积和力度分类 / 070

六、根据使用器械温度分类 / 076

七、面部常用手法 / 077

八、特殊手法 / 078

九、与痧疗配合的方法 / 079

第三节　痧疗补泻作用手法 / 080

一、痧疗补泻作用手法分类 / 080

二、补泻手法应用原则 / 081

三、补泻手法与其他疗法的复合运用 / 082

第六章　鍉圆针系统痧疗辨证论治方法

第一节　八纲辨证论治 / 086

一、表里辨证论治 / 086

二、寒热辨证论治 / 087

三、虚实辨证论治 / 088

四、阴阳辨证论治 / 088

第二节 卫气营血辨证论治 / 089

第三节 痧诊 / 090

一、痧诊的定义 / 090

二、痧诊的原理 / 091

三、辨痧象 / 091

四、痧诊的方法和意义 / 093

五、痧象数字化辅助预警系统探索 / 099

第四节 经络辨证论治 / 101

一、经脉辨证论治 / 102

二、腧穴按诊 / 104

三、循经痧疗 / 106

四、络脉痧疗证治 / 153

五、经筋痧疗证治 / 155

六、皮部痧疗证治 / 161

七、气街、四海理论的应用 / 163

八、经络检测辅助系统 / 168

第五节 人体解剖分区循经辨治 / 174

一、面部玉颜醒五窍术 / 174

二、头部健脑安神益发术 / 177

三、固有颈前三角七线痧疗术 / 179

四、项部八区七线痧疗术 / 181

五、背腰部通督振阳疏背俞术 / 184

六、前胸开胸理气护心术 / 187

七、腹部九宫八卦运六腑术 / 188

八、环周松肩术 / 190

九、上下肢滑利四肢百骸术 / 192

第七章　鍉圆针系统痧疗临床操作基本要求

第一节　临床适用范围 / 196

一、适应证 / 196

二、禁忌证 / 197

第二节　操作实施要求 / 198

一、术前准备 / 198

二、操作方式 / 200

三、基本操作原则 / 201

四、疗程要求 / 201

五、刺激量的选择 / 201

第三节　护理要求 / 203

一、基础护理 / 203

二、术前护理 / 205

三、术中护理 / 206

四、术后护理 / 207

第四节　注意事项 / 209

第五节　异常情况的处理 / 210

一、晕刮 / 211

二、皮肤及皮下软组织损伤 / 211

三、骨折与关节损伤 / 212

四、肾功能衰竭或多器官功能衰竭 / 213

五、痧疗油不慎入眼和痧疗油皮肤过敏 / 213

第六节　用药及饮食宜忌 / 213

一、用药宜忌 / 213

二、饮食宜忌 / 214

第一章 绪 论

一、鍉圆针系统痧疗的概念及命名

（一）鍉圆针系统痧疗基本概念

鍉（chí）圆针系统痧疗是在中医理论指导下，基于复杂性科学的理念和方法，应用本人发明创新的鍉圆针定量痧疗器具、介质、操作手法、技法及教学培训模式，精准辨病，治疗时把握刮拭点按力度、深度、幅度、速度、时间长度、频次及出痧程度等多维量化指标，达到无痛、无创、无死角、疗效良好、避免交叉感染的中医外治疗法。

本人借鉴员针（员通"圆"）、鍉针、新九针、痧疗、推拿按摩、点穴、针刺、针刀、罐疗等技术手法之优势，以中医理论，特别是经络腧穴理论为指导，并与现代医学及科学技术有机结合，在深入挖掘传统中医技术的基础上，应用新材料、新工艺改进操作工具，同时创新操作手法，通过临床研究和实践，提升和丰富了传统痧疗理论和技术，提出了鍉圆针系统痧疗。

《灵枢经》中"九针"的排序，第二位是员针，第三位是鍉针，是两种无创针具，可以用于点、按、揉、拨等方式治疗相应的病证。痧疗是中医传统特色外治疗法，是包括刮痧、拍痧、扭痧、揪痧、负压吸拔出痧等多种出痧手法的统称，在日常生活中常直接称为"刮痧""砭术"等，在我国应用历史悠久，被称为中医六大疗法之首。

（二）鍉圆针系统痧疗命名

"鍉圆针"起源于《灵枢经》之员针、鍉针。我认为，采用"圆针"命名，比"员针"更能清楚地表达针的作用价值。

关于鍉（chí）的读音，依据《黄帝内经》所述的形状，鍉针是锋如黍粟之锐。黍，在我国的北方是很重要的粮食作物，去皮以后称黄米，比小米稍大。粟就是小米，其粒直径大约 2mm。"锋如黍粟之锐"，也就是针头如同小米或黄米的大小，为微圆形。目前多数专家将鍉针叫作鍉（音dí）针，认为"鍉"在古代同义字通"镝"，类似箭镞。这种理解与《黄帝内经》所描述的针具形状并不符合。

鍉针"必大其身""长三寸半"的含义，通常理解为"大"是指针身很粗大，是为了便于拿握。目前国内一些复制的"古九针"，鍉针就是一根长棍子。而《黄帝内经》各种版本的释义，亦多认为鍉针就是一支按摩棒。对于这些解释，我认为并没有体现鍉针的精髓。通过查阅文献资料，实地考察多地考古文物，并请教多位中医大家，我认为，鍉其实是一个多音字，音 chí，古代的鍉还有一种释义是指钥匙。我国古代的锁，钥匙的形状是一条宽扁的铜片，前面有成直角的挡块或凹型口，插入锁眼中往前一推，锁就打开了。迄今，有些地区的农村老人还用大钥匙进行痧疗。因此，古九针中的鍉针，应该读鍉（chí）针。本书保留了鍉针原名。

鍉针在痧疗的起源和应用中具有非常重要的价值，且为古代原名，故在新疗法命名时，在征求多位专家意见之后，我将"鍉"字放在前，"圆"字放在后，命名为"鍉圆针系统痧疗"。

2018 年 10 月 18 日，国家中医药管理局中国中医药科技开发交流中心（现为国家中医药管理局人才交流中心）组织了以国医大师路志正为组长的 11 位专家论证，达成一致意见，正式命名该疗法为"鍉圆针系统痧疗"。

二、鍉圆针系统痧疗的特点

系统性思想是鍉圆针系统痧疗的核心理念，利用人体解剖学、生理学与中医经络腧穴理论等系列科学知识，对其进行多维度系统研究探索，丰富其理论内容，并充分利用现代生物力学及新材料、新工艺等创新整合提升技术含量，以满足中医为百姓健康服务的可及性与可得性。

（一）注重经络理论、痧诊的应用

1. 传统中医理论、现代医学理论及科学技术系统结合

鍉圆针系统痧疗注重治疗前望、闻、问、切辨证与辨病，并在经络腧穴理论的基础上，结合现代人体解剖学，逐步发展和延伸了"部—经—穴—区"理论。根据"部—经—穴—区"理论，应用鍉圆针系统痧疗辨证与辨病理论，点按腧穴，刮拭腧穴局部的皮部、不同病证相关的解剖部位区域、不同病证相关经脉和经筋区域。鍉圆针系统痧疗运用了解剖部位、经筋、皮部，以及由浮络、孙络、围绕经脉循行路线组成的经脉区，而不只局限于经脉循行线路或腧穴。

2. 痧诊触望，相得益彰

痧疗过程中借助器具精准触、按、寻阳性反应点，除充实和辅助诊断外，常常是痧疗的重点部位。痧疗过程中注重"望痧（印）诊病"，通过痧象判断病证部位、性质等，预警人体功能状态及脏腑变化。

（二）器具、手法、介质多样，配伍组合

1.鍉圆针定量痧疗器具的设计制作，应用了经络腧穴学、人体解剖学、生理学、生物力学等多学科交叉而形成的中医药工程学方法，其器具综合多样，无创伤，不同型号的器具有不同疗效，且易于清洁消毒，以避免院内交叉感染，为内、外、妇、儿、骨伤、五官等科适应病证的应用提供了便利。

2.鍉圆针系统痧疗在痧疗、推拿按摩、点穴、针刺、针刀、罐疗等中医传统外治技术手法基础上，根据不同病证的特点、相关的经络腧穴和解剖部位，创新归纳出独具特色的治疗手法，通过杠杆力量聚焦、放大能量，达到疏经通络、透能向内、透邪外出的效果。

3.鍉圆针系统痧疗在临床操作时，应掌握力度、速度、幅度、刮按面积长宽度、刮拭时间长度、出痧程度与复诊频度，临床操作时必须与手法相结合。

4.鍉圆针系统痧疗在中医理论指导下辨证与辨病，选择相应的治疗器具、手法和介质，形成多种配伍方案，或针罐结合，或与方药等其他中医疗法结合，发挥各自特点，实现"1+1 > 2"的效果。

手法、器具、介质是支持临床取得满意疗效三大物质条件，经络、腧穴、部位排列组合及其刺激剂量的最佳选择是保障疗效的基础。

5.鍉圆针系统痧疗应用人工智能和互联网远程教育平台、数

据挖掘平台，开展优势病种筛选及中医鍉圆针智能机器人训练，通过数据挖掘开展痧象病证和脏腑功能预警研究，探索鍉圆针系统痧疗痧象数字化辅助预警系统，提高传承的传播速度和效率。

（三）适用范围广，操作方便，易于推广

鍉圆针系统痧疗适用范围广、疗效明显、安全性高、操作方便，充分发挥中医技术优势，具有良好的治疗及保健功能，群众接受度高，适合推广应用，广泛适用于内、外、妇、儿、骨伤、五官等各科优势病证，而且还广泛运用于预防疾病、保健强身、美容美体等领域，既治疗疾病，又可养生康体。

（四）注重人文关怀，规范护理

鍉圆针系统痧疗以人为本，术者省时省力，避免职业劳损；患者无痛，皮肤无创；器具易于清洁消毒，避免交叉感染；治疗后饮食起居系列相应调护措施并行，患者在舒舒服服中维护健康。

三、鍉圆针系统痧疗的社会价值

鍉圆针系统痧疗作为独特的中医外治疗法，充分体现了中医"简、便、验、廉"的优势，广受临床患者及百姓欢迎，作为中医特色无创外治疗法具有良好的临床应用前景，其市场需求潜力巨大，具有重要的经济价值和社会效益。

1. 无痛无创，临床应用性价比高。临床实践表明，鍉圆针系统痧疗对高血压、三叉神经痛、面瘫、颈肩腰腿痛、带状疱疹、痛经等多种病证，安全有效。皮肤无创，绿色环保，用最少的资源能解决很多药物不易解决的复杂健康问题。著名医学哲学家、

现代临床医学之父威廉·奥斯勒曾说过："伤害人体的疾病，需要用对人体伤害更小的方法来治疗。"在治疗疾病时，要充分考虑治疗方法给人体带来的伤害大小。医学思想的本源都预示着人类必将兴起无创、微创医学，即在治疗疾病时尽可能地采用对人体伤害最小的方法。因此，鍉圆针系统痧疗有广阔的应用前景。

2. 鍉圆针系统痧疗的普及特点是"看得见，听得懂，学得会，有疗效"，是对当下中医药教育的补充，是让众多基层医生快速体验中医疗效的入门技术，也是百姓触手可及维护健康的方法。

3. 鍉圆针系统痧疗的系统化、标准化程度高，传承传播推广成本低。《黄帝内经》诞生之初，就非常重视九针"理、法、方、术、器"的标准化，且被提到了首要位置。创新成果要实现产业化一定离不开标准化，标准和创新就像太极图中阴阳两极，彼此循环往复，推动社会的进步。鍉圆针系统痧疗通过技术理论和科技内涵的研究，实现了操作流程简化、器具介质统一、理论实训协调、治疗病证优化。同时，通过规范传承培训与临床应用的秩序，推广鍉圆针系统痧疗，防止手法混乱，避免医疗损伤，提高工作效率，促进患者康复。

4. 丰富中医健康旅游的产业内容、形式和产品内涵。鍉圆针系统痧疗属于自然疗法，受试者体验性强，既可在医院用于治疗优势病种，也可在养生、养老、保健等非医疗机构进行身心平衡调理，还可为旅游度假群体提供安全有效的中医养生服务，拓展中医健康旅游服务范围。

5. 居家保健，有效安全。鍉圆针系统痧疗通过总结整理，其操作程序经过了科学规范，患者或其家属可在医护人员指导下，短时间内掌握简单的调养技能，根据医嘱在家进行刮拭点按，可作为医院治疗的补充，避免了因时间问题出现的疗程间断，尤其是对慢性病需长期治疗康复的患者更为实用。鍉圆针系统痧疗通过自我操作进行家庭保健，经济实用，不但起到治疗作用，而且对愈后的疗效巩固和预防复发发挥一定的作用。

6. 促进中医药国际化的发展。鍉圆针系统痧疗是中医外治法提升、创新的模式探索，不但促进中医无创外治法在"健康中国"建议中发挥更大的作用，还可作为解决中医药向基层沉下去和走出国内、实现国际化难题的先锋。2018年，我曾用鍉圆针系统痧疗解除了来自德国的朱迪女士的膝关节积液病痛，使其不再依靠双拐，后来她多次邀请我将技术传播到德国。2020年1月19日，我应朱迪女士所在的德国泰尔托市政府邀请进行访问交流。其间，我向市政府领导科普鍉圆针系统痧疗的中医健康知识，让他们亲身体验手法，受到热烈欢迎。市长托马斯先生说："没想到世界上还有这么奇妙的技术，没有痛苦还舒舒服服地让人健康，希望把技术传给德国的医生，让泰尔托市的百姓都能享受到中医保健。"2020年1月4日，我受北京师范大学新兴市场研究院邀请，为51名来自30个发展中国家的政府官员、研究生做专题报告。学员学习热情高涨，争先恐后地体验鍉圆针系统痧疗。我始终认为疗效是中医国际化的核心，并认为随着时代变迁，应充分利用现代科学技术发挥中医传统疗法的优势，在规范操作、提高疗效、保障安全等方面下功夫。

此外，鍉圆针系统痧疗在我国具有原创知识产权，为适应现代科技发展，用新的科技理论指导器具介质的生产实践，不但发扬光大医术，而且可以进一步将鍉圆针系统痧疗事业发展成中医的一种新兴文化科技产业，实现经济效益、社会效益、生态效益相统一。

第二章　鍉圆针系统痧疗源流与沿革

鍉圆针系统痧疗属中医外治法，无痛无创，操作简便，疗效显著，无毒副作用，易为大众所接受。研究古今先贤理论经验，发挥现代科学技术优势，系统地总结临床实践经验，是鍉圆针系统痧疗从初级向高级发展的基础。

第一节　古代中医痧疗的发展

一、萌芽阶段

痧疗在我国产生的具体年代已无从考证，多认为与砭术、针灸、热熨、推拿、拔罐、放血等疗法源流联系紧密，相互演变而产生，其雏形可追溯到石器时代。当时人们患病往往会用手或石片抚摩、捶击体表的病痛部位，有时竟使疾病获得缓解。经过长期的实践、反复验证与经验积累，逐步形成砭石治病的方法。砭石是最早的医疗器械，砭石的产生为针刺法的产生奠定了基础。李经纬、邓铁涛等主编的《中医大辞典》说："砭石：指一种楔形石块，是我国最古的医疗工具，亦称针石。"《山海经·东山经》中说："又南三百里……而北流注于湖水。其中多箴鱼，其状如儵，其喙如箴，食之无疫疾。……又南四百里，曰高氏之山，其上多玉，其下多箴石……又南五百里，曰凫丽之山，其上多金玉，其下多箴石。"据此可知，古代的砭石是高氏山和凫丽山下质地似玉非玉、形状如"箴鱼"的石头，或者说是出产经人们敲打、磨制后会呈现扁平圆滑的头与锋利的尖，圆滑的头部可用来按摩经络，锋利的尖端可用来刺血、排脓的石头。在山东省东部莒县出土的一个新石器时代晚期墓葬中，发现了几枚新石器后期的玉砭石，现藏于山东莒州博物馆（图 2–1，图片由山东莒州博物馆提供）。

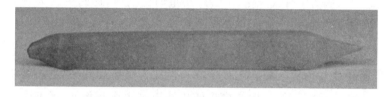

（1）

（1977 年山东省莒县陵阳河大汶口文化遗址出土。黄绿色玉石，长方形，方棱体，尖端锐利。长 6cm，宽 1cm）

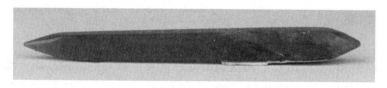

（2）

（1977 年山东省莒县陵阳河大汶口文化遗址出土。绿色玉石，长方形，方棱体，尖端锐利。长 6.2cm，宽 0.6cm）

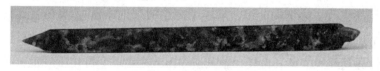

（3）

（1977 年山东省莒县陵阳河大汶口文化遗址出土。长方形，方棱体，尖端锐利。长 11.5cm，宽 0.7cm，厚 0.3cm）

图 2–1　玉砭石

二、先秦时期

早在史前文明时期，人类已经用石头作为工具进行疾病的治疗。随着时代的发展，人类对石器的要求逐渐提高，到了新石器时期，已由打击石器逐渐发展为加工磨制的石器，并且还出现部分用兽角和骨制作的器具。先秦时期，人们就能够利用麻布、牲畜的角（如牛角、羊角等）治疗疾病。我国现存最早的方书《五十二病方》中记载：在治疗痔疮时，"牡痔居窍旁，大者如枣，小者如核者，方以小角角之……"其中"以小角角之"，即指用小兽角吸拔。《五十二病方·婴儿瘛》记载了治疗疾病"以匕周播婴儿瘛所，而洒之杯中水，候之，有血如蝇羽者"。其中的"血如蝇羽"与后世的痧疗使皮肤出现出血点相似。《五十二病方·乾骚方》中载有"布炙以熨""抚以布"，与现代痧疗中的摩法、擦法有密切关系。因此可以说，痧疗的历史可以追溯到先秦时期。

鍉针和员针始见于《灵枢经》首篇《九针十二原》。九针是我国古代用以治疗不同疾病的九种针形或针具的总称，即"镵针、员针、鍉针、锋针、铍针、员利针、毫针、长针和大针"。《灵枢经》共有3篇专门论述九针的文章，即《九针十二原》《官针》及《九针论》。在这三篇文献中对九针的大小、形状、用途等都进行了详细的介绍，形成了完整的理论体系。《灵枢·九针十二原》开篇黄帝问岐伯"余欲勿使被毒药，无用砭石，欲以微针通其经脉，调其血气，荣其逆顺出入之会。令可传于后世，必明为之法，令终而不灭，久而不绝，易用难忘，为之经纪，异其章，别其表里，为之终始。令各有形，先立针经"。根据九针形状和用法的不同，大致可概括为刮摩点按、刀状、针状三类。刮摩点按类即员针和鍉针，形态细长，但尖端不锋利，主要是施术于体表，用于按压或按摩经脉、腧穴。《灵枢·九针十二原》说："员针者，针如卵形，揩摩分间，不得伤肌肉，以泻分气；鍉针者，锋如黍粟之锐，主按脉勿陷，以致其气。"《灵枢·官针》说："病在分肉间，取以员针于病所。""病在脉，气少当补之者，取以鍉针于井荥分输。"《灵枢·九针论》说："二者，地也……人之所以应土者，肉也。故为之治针，必筩其身而员其末，令无得伤肉分，伤则气得竭。三者，人也。人之所以成生者，血脉也。故为之治针，必大其身而员其末，令可以按脉勿陷，以致其气，令邪气独出。"这说明古代员针、鍉针主要用于皮肤表面的按压、剥离粘连筋脉，与现代的鍉圆针系统痧疗相似。《灵枢·杂病》说："腹痛，刺脐左右动脉，已刺按之……刺气街，已刺按之……"这段原文并没有提到具体是用什么来"按"，可能是用手按，也可能是用员针或鍉针来按。

能够制造和使用工具进行劳动，是人、猿区分的主要标志。我认为，中医学从简单粗制的打击石器萌芽状态，上升到经络理论初步形成，肇端于当时的医疗领域高科技产品九针的发明。任何科学技术的起源和理论形成都必定与其相关事物实践经验的积累有关，九针是最古老的中医标准化医疗器械，九针创新使用是古代中医科技领域里的重大飞跃，这不仅是一次技术改革，更促进了中医理论的系统化发展。纵观《黄帝内经》全文，中医理论的形成是以"九针"的出现为标志的。

三、秦汉时期

早期的痧疗与《黄帝内经》所载的砭石疗法或刺络疗法有着

直接的关系。《素问·刺腰痛》记载用刺络疗法治疗腰痛："刺解脉在郄中,结络如黍米,刺之,血射以黑,见赤血而已。"从中可以看出痧疗与刺络疗法的相似性。

最早的痧疗病案记载可以追溯到《史记·扁鹊仓公列传》,其中记载了扁鹊为虢太子治疗尸厥的内容："扁鹊乃使弟子子阳厉针砥石,以取外三阳五会。有间,太子苏。乃使子豹为五分之熨,以八减之剂和煮之,以更熨两胁下,太子起坐。"砥石的作用就是刺激腧穴而达到治疗效果。

仓公淳于意的《诊籍》中所记病案多以针刺治疗。东汉著名医家张仲景是一位擅长针药合用治病的医家,所著《伤寒论》一书,收录针灸治疗方法 29 条(占全书 398 条的 7.2%),涉及经络与穴名有足阳明、少阴、厥阴、风池、风府、肺俞、肝俞、期门、关元等,其中包括宜针灸或不宜针灸的条文。中国中医科学院中国医史文献研究所收藏有汉代陶制火罐,说明汉代已应用火罐治病。

四、晋南北朝时期

晋代掌握刺法技术的专门医生也越来越多,并从临床实践中总结出不少的经验。晋代皇甫谧著《针灸甲乙经》,全称《黄帝三部针灸甲乙经》,是现存最早的一部针灸学专著,对我国针灸学的发展起到了承前启后的作用,具有深远的影响。书中不但有员针、鍉针治法的记载,在"刺五邪"中指出"凡刺小邪用员针曰以大,补其不足乃无害,视其所在营之界,远近尽至不得外"。说明晋代针具及针灸治疗方法非常丰富,鍉针、员针在临床中发挥着重要作用。

晋代葛洪《肘后备急方·治卒中沙虱毒方》最早记载了痧证。痧证在两晋时期指"沙虱虫"，即恙虫病。该病因沙虱虫致病，可用类似痧疗的方法治病。《肘后备急方》是一本急救手册，收载针灸急救处方99个、爪切和熨法处方12个。爪切、挑刺、刺血、兽角吸拔脓血治疗疮疡等法，后世称扯痧、放痧、拔罐等，至今仍在沿用。这也是痧疗方法运用的雏形。

五、隋唐时期

隋唐时期著名医药家孙思邈十分重视针灸，《备急千金要方·用针略例第五》说："……所谓针能杀生人，不能起死人，谓愚人妄针必死，不能起生人也。"说明孙思邈精通九针，且深刻领悟《灵枢·玉版》"黄帝曰：……能杀生人，不能起死者，子能反之乎？岐伯曰：能杀生人，不能起死者也"之意，即针刺起死回生而又不伤害人的道理是不会用针的人，能用针刺死活人，却不能使死人复活。他说："若针而不灸，灸而不针，皆非良医也。针灸而不药，药而不针灸，尤非良医也……知针知药固是良医。"隋唐时期还没有针具图画记载，孙思邈在《备急千金要方》中所述针具的形状无从考证。

唐代陈藏器《本草拾遗》将溪毒、沙虱、水弩、射工、蜮、短狐合为同一水虫，谓该虫"含沙射影"，沙入人体为病。陈藏器认为上述六病不管症状如何，治疗的关键是"要当出得砂石，迟缓易疗"。但古今医籍都没有从皮肤中刮出砂石的记载，可见陈藏器所述是当时民间的一种传闻而已。但这种民间的误解，也有可能是陈藏器用石具刮按皮肤以出"痧"。

至唐天宝年间，掌握无创刺法理论与治法的人已经非常稀少。王焘在《外台秘要·自序》中说他自迈入仕途，官运亨通，先后7次在尚书省供职，两次受官在门下省，多次供职在尚书、门下二省20多年，长期执掌弘文馆的图籍方书。他热衷医术，却没遇到一位能精准辨证、经针刺经穴调养身体有效的医者。《外台秘要》中记载了用竹罐吸拔蝎蛇咬伤及疮疡部位以排出毒汁脓液的方法，还记载了不少灸法。王焘以针能杀生人，不能起死人为由，取灸而不取针。可想而知，在解剖学知识广泛普及缺乏、没有消毒剂支持下的古代，创伤性针刺风险有多大。显然，唐代出现了中药兴盛的局面，而掌握用员针、鍉针进行无创治疗者已罕见。

六、宋金元时期

宋代盛行针灸，朝廷建立了更为完善的针灸教学机构，分别设针科、灸科，《黄帝内经》《难经》《针灸甲乙经》为学员必修。北宋时期著名针灸医家王惟一奉命编撰《铜人腧穴针灸图经》共三卷，于1026年编成。该书作为当时的法定教科书，以正腧穴的传抄错乱。次年，王惟一主持铸造针灸铜人两具，作为教学和考试之用，是我国最早的针灸模型和教具。同时，"铜人经"被刻在石碑上，立于汴京（今河南开封）太医院门外，供人们学习之用，以纠正错误，对腧穴统一名称的传承起到很大作用。南宋针灸学家王执中编撰的《针灸资生经》增加了眉冲、督俞、气海俞、关元俞、风市五穴。

金元时期针灸学也出现了不少流派，元代窦汉卿在《针经指南》中记载了八脉交会穴的应用。元代滑寿（字伯仁）编撰《十四经发挥》，其独到之处在于首次将十二经脉与任脉、督脉相提并论，统称"十四经脉"，强调了任脉、督脉的重要性。元代杜思敬节辑《针经摘英集》中绘制的"九针图"是现存最早的古九针图形（图2-2）。

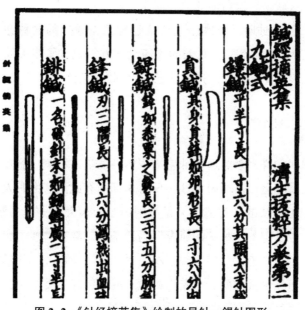

图2-2 《针经摘英集》绘制的员针、鍉针图形

宋元之际，民间已比较广泛地使用汤匙、铜钱蘸水或油刮背部，以治疗腹痛等病证，而且这些经验也引起了医家的注意。宋代王棐《指迷方瘴疟论》将痧疗称之为"挑草子"。元代危亦林《世医得效方》是较早收录痧证病名的著作，将"痧"写作"沙"，是指病证，其中的"搅肠沙"是指心腹绞痛、高热头痛、欲吐不得吐、欲泻不得泻、烦闷难忍、冷汗自出、手足发凉，在较短时间内就可能致人死亡的干霍乱。危亦林指出以痧治沙的方法："治沙证，但用苎麻蘸水，于颈项两肘臂两膝腕等处戛掠，见得血凝皮肤中，红点如粟粒状，然后盖覆衣被，吃少粥汤或葱豉

汤……得汗即愈", "此皆使皮肤腠理开发松利，诚不药之良法也"。戛为刮之意，直到刮出皮下出血凝结成像米粒样的红点为止，然后通过盖衣被保暖，喝粥或汤等发汗，使汗孔开张，痧毒外泄。这就是后世所谓的"痧疗"。

宋金元时期，竹罐已完全代替兽角，罐疗的名称亦由"角法"变为"吸筒法"。北宋的《苏沈良方》记载了用火筒法治疗久咳，表明此期罐疗的适应证已扩大到内科疾病。

七、明代

明代的许多著名医家非常重视内外兼治，针刺、痧疗、罐疗得到发展和运用。当时一些主要著作都列有此法。由明太祖第五子周定王主持的《普济方》是中国历史上最大的方剂书籍，《普济方·沙虱毒》中称"沙虱毒"为沙子病，载有"沙子病江南旧无，今所在皆有之。其证如伤寒，头痛呕恶闷乱，须臾能杀人。多用麻绳搽头及膊间，出紫点则愈。或用针膝后委中穴，出血则愈。"王肯堂《证治准绳》、虞抟《医学正传》、龚廷贤《寿世保元》、张景岳《景岳全书》等，均记载有关痧证及治痧的经验。外科大家陈实功在《外科正宗》中所称的"拔筒法"，在《外科大成》及《医宗金鉴》中都有载述，表明此法当时十分流行。

明代对痧疗有多种改进之处，并以麻弓代替手持麻绳实施痧疗。明代万全《万氏家传保命歌括》记载"用兰麻作弓，蘸热水于遍身刮之"，即用兰麻为弦做一小弓，用于刮擦。虞抟《医学正传》谓刮、放、焫诸法，"皆能使腠理开通，血气舒畅而愈"。李时珍《本草纲目》中记载："今俗病风寒者，皆以麻及桃柳枝刮其遍身，亦曰刮沙，用于外感风寒。"

明代著名医家张景岳不但重视民间的痧疗，而且将其收集于自己的巨著中，给予充分的肯定。他在《景岳全书·杂证谟·霍乱》中称："今东南人有刮沙之法，以治心腹急痛，盖使寒随血聚，则邪达于外而脏气始安，此亦出血之意也。"书中还详细记载了用瓷碗边缘蘸香油刮背法治疗绞肠沙的过程："向予荆人，年及四旬，于八月终初寒之时，偶因暴雨后中阴寒沙毒之气，忽于二鼓时，上为呕恶，下为胸腹绞痛，势不可当。时值暮夜，药饵不及……危在刻矣。"对此急症，又值药饵不及之时刻，张景岳想到民间秘传的痧疗。他说："余忽忆先年曾得秘传刮痧法，乃择一光滑细口瓷碗，别用热汤一钟，入香油一二匙，却将碗口蘸油汤内，令其暖而且滑，乃两手覆执其碗，于病者背心轻轻向下刮之，以渐加重。碗干而寒，则再浸再刮，良久，觉胸中胀滞渐有下行之意，稍见宽舒，始能出声。顷之，忽腹中大响，遂大泻如倾，其痛遂减，幸而得活。"这是张景岳运用痧疗治疗心腹痛获得满意疗效的医案。张景岳还探讨了痧疗的理论机制问题，认为"凡毒深病急者，非刮背不可，以五脏之系咸附于背也，或以盐擦亦可"。这对痧疗在医学界的地位影响更是十分深远。

明代还出现了大批针灸学专著和擅长针灸的医家，如徐凤的《针灸大全》、陈会的《神应经》、高武的《针灸聚英》、汪机的《针灸问对》、李梴的《医学入门》、张景岳的《类经图翼》、李时珍的《奇经八脉考》。明代徐春甫重视针药并用，在《古今医统大全》中各病宜针灸者，将所用经穴随附本证之后，所绘制的九针图不同于前人，而杨继洲所撰《针灸大成》中所绘制的九针图则本于此。此外，吴谦在《医宗金鉴》中的"九针式图"，张景岳撰写《类经图翼》中的"九针图"都是在《针经摘英集》的基础上进行稍微改动而绘制。而近代各种针灸学著作中的图像，则多是在上述各图的基础上，加以小的改易或者仿绘而成（图2-3）。

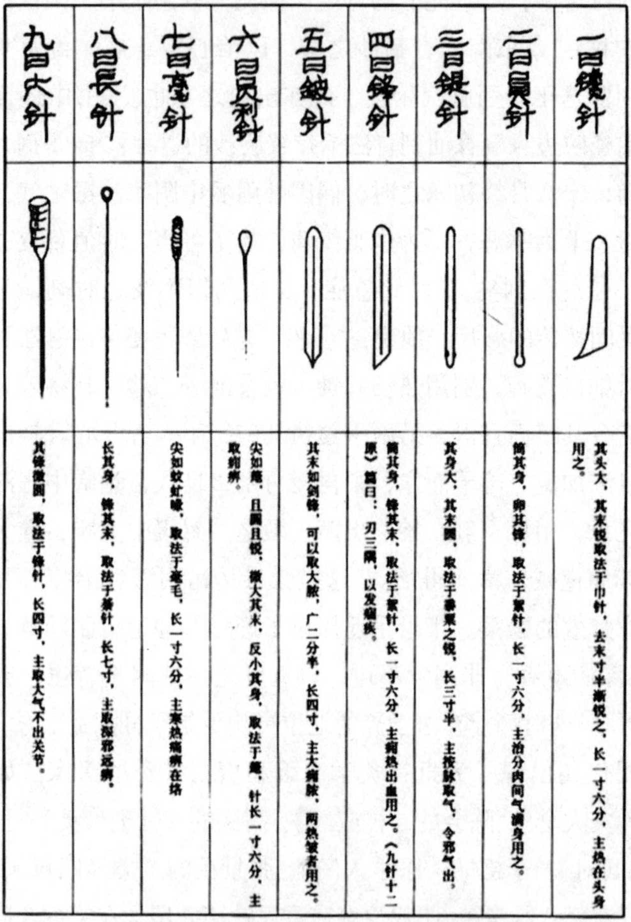

九曰大针	八曰长针	七曰毫针	六曰员利针	五曰铍针	四曰锋针	三曰鍉针	二曰圆针	一曰镵针
其锋微圆，取法于锋针，长四寸，主取大气不出关节。	长其身，锋其末，取法于綦针，长七寸，主取深邪远痹。	尖如蚊虻喙，取法于毫毛，长一寸六分，主寒热痛痹在络。	尖如氂，且圆且锐，微大其末，反小其身，取法于氂，针长一寸六分，主	其末如剑锋，可以取大脓，广二分半，长四寸，主大痈脓，两热争者用之。	其身大，其末锋，取法于絮针，长一寸六分，主痈热出血用之。《九针十二原》篇曰：刃三隅，以发痼疾。	其末圆，取法于黍粟之锐，长三寸半，主按脉取气，令邪气出。	其身大，卯其锋，取法于絮针，长一寸六分，主治分肉间气，泻身用之。	其头大，其末锐，取法于巾针，去末寸半渐锐之，长一寸六分，主热在头身用之。

图2-3　九针图形（张景岳《类经图翼》）

八、清代

至清代，针刺疗法继续发展，尤其瘀疗大为盛行，在此基础上，古代医家对痧证的研究终于取得了突破性进展。首先是拔罐工具的又一次革新，陶罐被称为"火罐"广泛普及。其次是康熙年间出现了第一部痧证研究的专著——郭志邃撰写的《痧胀玉衡》。该书全面论述了痧证的种类，各种痧证的辨证治疗，以及痧疗的方法、工具等，书中记载"肌肤痧，用油盐刮之"，"血肉痧，看青筋刺之"，"脏腑痧，则刮放之，外用药以济之"。关于放痧疗法，郭志邃推崇使用银针，因"银性最良，入肉无毒"，"放痧若用铁针，不能解毒"。郭志邃亦指出10个放痧重要经穴部位，"一在头顶心百会穴，一在印堂，一在两太阳穴，一在喉中两旁，一在舌下两旁，一在双乳，一在两手十指头，一在两臂弯，一在两足十指头，一在两腿弯"。《痧胀玉衡》总结了放血疗法临床经验，同时发展了刺血疗法在急症方面的应用，对痧疗的推广应用作出了巨大贡献。

　　清代尚有许多医家论述痧证或与痧相关的内容。王孟英善于用痧疗治疗温热病，"肩颈、脊背、胸前、胁肋、两肘臂、两膝弯等处，皆宜用棉纱线或苎麻绳或青钱或瓷碗口，蘸菜油自上向下刮之，以红紫色绽方止；项下及大小腹软肉处，以食盐研细，用手擦之，或以指蘸清水撮之"。赵学敏《串雅外编》记载"用竹箸嵌碎瓷碗尖"，刺舌下黑筋出紫血，治疗"急痧将死"，"挑闷疹子，分开顶门内有红筋红瘰，挑破即止"；治喉痹，"觅红上红疙瘩，用针挑破即愈"。清代著名中医外治大家吴师机对痧疗给予充分肯定，他说："阳痧腹痛，莫妙以瓷调羹蘸香油刮背，盖五脏之系，咸在于背，刮之则邪气随降，病自松解。"其所著《理瀹骈文》是一部外治法的专著，总结了不少痧疗运用经验。清代医家夏云将痧疗用于喉科疾病，《疫喉浅论》在卷首列出人体正面、背面刮穴图各一帧，并在其后分别标明30个刮刺的穴位，对刮刺工具、材料、操作、即时疗效等做了说明。书中载：
或患者畏用针刺，可取熟开水一碗，倾豆油些许于水面，着一人
取古铜钱一枚，蘸豆油向患者项外肿处刮之……刮至皮肤红晕斑
起为度，亦能泄热消肿。书中特别提到刮穴顺序，在"论疫喉痹
至危证宜先用刺刮吐三法"篇中记载先刮风府，再依次刮两侧颅
息、臂臑、曲池、间使、大陵、太渊、肺俞、膏肓、心俞、肝
俞、胃俞、大肠俞、膀胱俞。夏云所述的痧疗现今仍有很高的临
床应用价值。

　　另外，清代医家王凯编撰《痧症全书》，该书历年刊行次数
仅次于《痧胀玉衡》，为痧疗的普及作出了贡献。张志聪《侣山
堂类辩》说："所谓痧者，身上有斑点如砂，或用麻刮之，则累
累如朱砂，故名曰砂……故浅者刮之，深者刺之，使邪气外泄，
而痛可止。"高鼓峰《四明心法·霍乱》中说："有干霍乱者，俗
名斑痧，又名搅肠痧，吐泻不见，面色青冷。急刺委中部分出
血，明矾调饮探吐，或用阴阳盐汤，或用菜油探吐，兼用碗刮背
上，用苎麻根蘸清菜油，刮夺命穴、督脉后、天庭等处，后服
砂仁细末数口，连嗳数十声，即愈。"吴道源撰《痢证汇参》，在
论述"痧痢之症"时指出："痧不兼痢，刮放即愈。"在实际经验
中，强调了兼用痧疗、调气、导痧等综合思想等。陈修园《陈修
园医书七十二种》中有《急救异痧奇方》《吊脚痧方论》《烂喉痧
辑要》《喉痧正义》等，在《烂喉痧辑要·论证》中说："凡痧症
欲出未出之时，宜早为发散，以解其毒，则为余患。"认为其病
因为"一时戾气之染"，"凡热邪壅于肺，逆传心包络，痧疹不得
出，或已出而复没者，乃风寒所遏而然。若不早治，毒必内攻，
以致喘急音哑而死。急用升麻葛根汤，加荆芥、牛蒡子、桔梗、
蝉蜕、樱桃核、浮萍草、枇杷叶等，煎服；外用芫荽酒、苎麻蘸

酒戛之"。传染病学家王孟英也特别注重痧疗的应用，在其著作中多处引用了《痧胀玉衡》之论述，如"郭又陶曰：先吐泻而心腹绞痛者……宜用油盐刮其皮肤，则痧不内攻"，并在其引后按语中指出："若乾霍乱之治，虽有探吐刮背之妙，然有不因痰湿饮食之滞……《玉衡》书具有，兹不多赘"。

此外，清代编撰刊行的痧病专著不下20部，如沈金鳌的《痧胀燃犀照》2卷（1821）、孙玑的《痧症汇要》4卷（1821）、作者不详的《痧症旨微集》1卷（1852）、夏云集的《保赤推拿法》1卷（1885）、陆乐山的《养生镜》1卷（1905）、欧阳调律的《治痧要略》、张振鋆的《痧喉正义》、普净的《痧症指微》等，均为痧证方面的著作。晚清暨阳陈氏秘本《痧症要诀》绘有44种痧证图及取穴与操作方法，其中有20余种采用刺血"放痧"法。

总之，在《痧胀玉衡》成书之后，清代医家有关痧证的论治逐渐丰富，总结了痧疗的经验与理论，将痧疗从民间小技演变为一门专科技术，临床应用和流传更加广泛。

第二节　中医痧疗发展现状

中华人民共和国成立后，1960年，人民卫生出版社出版了江静波先生所著的《刮痧疗法》一书，开创了现代研究痧疗之先河，将痧疗、放痧、拍痧等以"痧疗"概之，使痧疗由原来局限的"痧症"和"出痧"走上学术论坛。20世纪90年代以来，在全球回归自然疗法的热潮中，痧疗比肩成势，并有多部著作问世，如吕季儒的《吕教授刮痧健康法》，王敬和、杨金生的《中国刮痧健康法》，张秀勤、郝万山的《全息经络刮痧法》，侯志新的《经络微针穴区刮痧疗法》，孔垂成的《中医现代刮痧教程》，王莹莹和杨金生共同主编的《痧证文献整理与刮痧现代研究》等。这些著作的特征有三：在理论上，由经验痧疗发展成为由中医针灸经络理论指导，循经走穴，内证外治的辨证痧疗；在实践中，扩大了痧疗的应用范围，由原来的治疗痧证发展到内、外、妇、儿等科近 400 种病证，并涉及消除疲劳、减肥、养颜美容等养生保健领域；在机理研究上，从活血化瘀、免疫调节、改善新陈代谢等方面进行钻研，使痧疗与针灸、按摩、罐疗等成为公费医疗、医疗保险的中医特色项目。2008 年 2 月 2 日，原劳动和社会保障部发布了《中医药行业特有工种职业技能鉴定实施办法（试行）》，确定中医刮痧师为中医药行业特有工种。痧疗成为广大群众自我保健的一项劳动服务技能。

虽然痧疗的现代研究取得一些进展，但目前仍存在以下几个方面的问题。

1. 方法学亟待突破

痧疗与罐疗中医学原创理论的关键科学问题和技术缺乏突破。痧疗与罐疗的腧穴、脏腑、气血等中医学原创理论的各种要素，与现代医学可测量的各种生物指标存在复杂性联系，依据单一机制、单一靶点的还原方法研发的中医器械，无法充分体现中医特色和优势，方法学亟待实现突破。

2. 理论教材薄弱

中医学原创理论的关键科学问题缺乏突破，缺乏符合学科发展实际需要的理论指导和教学模式、有效的操作手法、规范标准的器具，是影响和限制本学科发展的重要因素之一。绝大多数教师在痧疗、罐疗教学活动中往往是就器论器、就技论技，流于简单的"刮""拔"。不得不承认，痧疗与罐疗的教学方法基本上停留在"器"的层面。适宜技术的对象的确是"器"，但痧疗与罐疗的教学方法若只是面对"器"，那么教师和学生都会变成"器"。欲"君子不器"，应该使痧疗、罐疗教学方法亦存在于"道"中，即"道""器"不离。提升教学质量的关键环节是不能只是传授技术细节，仅教会学生使用"器"之"小艺"，还要让学生领会"道"，培养其传承精华、守正创新的能力。

3. 专业人才匮乏

痧疗与罐疗尚缺乏系统的理论教育和实践培训，临床应用随意性较强。目前痧疗与罐疗的从业人员以非医疗机构的养生保健人员为主，综合医学知识水平较低，缺乏专业性领军人才，科研力量薄弱。在二级、三级甲等医院，痧疗与罐疗并未被合理应用。

4. 器具原始落后

痧疗与罐疗的工具和介质缺乏结构科学合理、质量过关的品牌产品，关键技术的工程学参数研究不足成为瓶颈。

5. 器械标准空白

目前，痧疗的物理学参数采集、各种病证治疗技术生物学效应及其量效关系等问题都是困扰痧疗与罐疗发展的瓶颈问题，使古老的中医无创针法濒临失传。痧疗器械在临床应用信息采集手段特征提取、操作规范等方面存在问题，导致各种临床治疗参数的不可比、使用方法不规范等问题，限制了后续临床研究和操作规范的有序发展。

6. 科研水平较低

痧疗与罐疗从业人员科研能力普遍低的原因主要表现在以下几个方面：痧疗课程设置的缺陷。科研能力的形成除了扎实的中医学专业知识外，离不开对痧疗与罐疗相关理论知识、实训技能、科研意识、器械创新、操作手法革新的了解和关注。而大部分从业者无中医学专业背景，流于简单的操作；中医专业人员所使用的教材虽有相关章节，但内容十分简略，教师往往忽视这一章节的教学。学时极少的痧疗与罐疗教学也忽视学生科研能力的培养，痧疗、罐疗仅仅被当作教授学生如何"刮""拔"的一种中医技术。这样的现状，使从业人员认为科研并不重要，直接导致了绝大部分从业人员不具备科研意识和能力。文献资料显示，专门针对痧疗、罐疗作用机制的研究寥寥无几，并且现有的研究多为个案和实证性的文献，缺乏系统、全面、深入、定量的研究。

7. 服务能力不足

从基层医疗机构来看，虽然社区卫生服务机构能够提供一定的中医药适宜技术，但多数社区服务中心对痧疗、罐疗等无创中医特色疗法并没有发挥便捷、疗效确切的独特优势。一些社区卫生服务中心，甚至二级、三级甲等医院由于人才、技术、设备缺乏，或者由于中医服务项目收费过低等因素，中医痧疗与罐疗服务开展较少，还没有进入各临床科室，临床传承推广受到限制，市场开拓不足。术前、术后护理是痧疗临床效果的保障，缺乏系统的痧疗护理相关理论指导，护理水平有待提高。村镇卫生室能够运用痧疗与罐疗有效治疗疾病的人才缺乏，甚至正在逐步摒弃这些特色疗法，使中医药传统项目面临失传的危机。

8. 技术濒临失传

主要有三个方面的原因：第一，传统中医技术老化的自身缺陷。痧疗与罐疗适应证广、医疗成本低、易推广应用等优势已经得到充分的证明，但临床服务需要中医人员的技术和劳务付出，如果应用器具落后，操作人员劳动付出强度高、效率低，就会导致中医技术服务能力不足，限制了中医适宜技术的快速发展。第二，经济效益的因素。现行的中医服务项目价格未体现中医服务人员的技术劳务价值，中医服务项目经济效益低下，导致医院开展中医服务的动力不足，制约了痧疗与罐疗的发展，变成了阻碍中医医疗机构发展的软肋。第三，传承模式滞后。中医药院校教育还没有将痧疗与罐疗纳入必修课，继续教育培训和评估机制不健全，实效性不高。因此，要继续强化基层中医人员对痧疗与罐疗继续教育重要性的认识，逐步实现由"要我学"向"我要学"转变。

第三章　鍉圆针系统痧疗的作用机理

中医经络腧穴理论和现代人体解剖学、生理学是指导现代鍉圆针系统痧疗应用的重要理论武器。近代生理学的研究表明，人体的各个脏器都有特定的生物信息（各脏器固有频率及生物电等），形伤肿，气伤痛，肿则气机不畅，气机不畅则瘀肿更甚，二者互为因果。无论内伤还是外伤，有关的系统内能必然发生改变，系统内能的改变，又会造成疾病的进一步发展。当某一脏器发生病变时，有关的生物信息就会发生变化，而该脏器生物信息的改变可影响整个系统乃至全身的机能平衡。而生物信息的异常传递与导致这一不良循环有着很大关系，痧疗通过多种刺激将一定的生物信息作用于体表的特定部位，通过对该部位或穴位的痧疗作用，疏经通络、松解肌肉筋膜粘连，对失常的生物信息加以调整，从而起到对病变脏器的调整作用。

鍉圆针系统痧疗是以中医理论为基础，在经络腧穴理论指导下，以皮部、经筋为治疗部位，以调理脏腑功能平衡为出发点，无皮损创伤的外治疗法。藏象学说是研究包括各个内脏实体及其生理活动和病理变化表现于外的各种征象。《灵枢·本脏》说："视其外应，以知其内脏，则知所病矣。"一切疾病的产生，无不与脏腑生理功能的失调有着密切的关系。因此，无论疾病的诊断还是治疗，必以脏腑为根本，鍉圆针系统痧疗亦如此。

痧疗作用于人体体表皮部来达到治病的目的。《素问·皮部论》说："凡十二经络脉者，皮之部也。是故百病之始生也，必先于皮毛，邪中之则腠理开，开则入客于络脉，留而不去，传入于经，留而不去，传入于腑。"十二皮部是十二经脉功能活动反映于体表的部位，也是经脉之气散布的所在。皮肤是人身最外面的体表躯壳部分，内藏脏腑，外司腠理之开阖，居人体最外层，是机体卫外的屏障。皮部又为病邪出入之门户，通过刺激皮部、经脉、经筋和相关的穴位，使其出痧以透邪于外，又通过经络将痧疗的治疗作用传达于内在脏腑与四肢百骸，使失调的脏腑生理功能得以恢复正常。

人是一个有机统一的整体，体表和内脏器官之间的功能密切关联，现代科学研究发现了脊神经和自主神经纤维的皮肤阶段分布规律，发现了"皮肤—内脏神经反射"。而内在脏腑的功能失常，也会通过"皮肤—内脏神经反射"系统使与其相应的体表反应区的毛细血管的脆性增加和微循环障碍。由此可见，科学的痧疗方法相对于没有经络理论和人体解剖学、生理学指导的民间朴素刮痧法，治疗疾病的范围更广，临床疗效和安全性更高。

第一节　中医学对痧疗作用机理的认识

鍉圆针系统痧疗的作用机理就是维护机体处于"通""荣""平"的状态，促进人体内部及其与自然社会环境的各个通路系统之间精微物质运行畅通，处于相对平衡的状态。身体如果发生"不通""不荣""不平"的病理变化，人体就由健康状态转向疾病状态。"通""荣""平"学说源于《黄帝内经》，认为人体内部、人体与外环境都存在整体的联系，既对立又统一。它们在不断产生矛盾和解决矛盾的过程中保持动态平衡，才能保持"阴阳相贯，如环无端"，"阴阳和调而血气淖泽滑利"，"阴平阳秘，精神乃治"的健康状态。这种处于动态平衡的健康状态，就是机体与环境的对立统一和机体全部生理活动、生命过程的对立统一的状态。正如《素问·生气通天论》所说："阴平阳秘，精神乃治。"反之，阴阳失调导致的"不通""不荣""不平"是疾病发生的基本机理。《黄帝内经》这种阴阳平衡失调发病观的认识方法充满了对立统一的辩证法思想。

中医通路系统由内外通路系统和体内通路系统两部分构成。人体通过内外通路系统和自然界相通成为一个整体，通过体内通路系统协调内部各个组织器官的功能活动，使人体自身成为一个有机的整体。内外通路系统由水谷通路、水液通路和外气通路三部分组成，体内通路由经络系统、血脉系统、三焦系统和脑神经系统四部分组成。每个通路系统中运行着不同的精微物质以维持人体正常的生理活动。

若通路系统中运行的精微物质发生病理变化，人体则出现"不通""不荣""不平"的病理改变，进而表现为不同的临床症状。

"不荣"即营养物质不足，也就是在各个通路系统中运行的物质的量的减少或功能的减弱而使机体失于濡养的病理变化，包括气虚、血虚、精亏、津液不足、阴虚、阳虚，以及各脏腑、组织、器官的功能不足。不荣则痛，不荣则痿。

"不平"即通路系统中物质的运行方向与协调平衡出现问题，也就是各个通路系统中物质运行发生了方向的改变，或者原本相对平衡的物质超过了一定的范围而造成的不平衡，或者通路系统中各脏器、组织、器官之间的平衡关系遭到破坏而形成的病理变化，主要涉及阴阳、气血、脏腑，即阴阳失衡、脏腑失衡、气血运行方向逆乱等病理状态，出现寒热冲逆等一系列临床表现。不平则乱，不平则逆。

鍉圆针系统痧疗针对"不通""不荣""不平"，发挥通、荣、平的作用。

一、通

"通"是指在各个通路系统中的物质运行畅通无阻，经络血脉或食管、气道无阻塞。"不通"指人体各个通路系统中运行的物质应通而不通，导致疾病发生、发展与变化的机理。"不通"既包括滞涩不畅又包括闭阻不通，既有体内通路的五脏不通、六腑不通、经脉不通、三焦不通、脑窍不通，又包括内外通路的水谷通路、水液通路、外气通路的不通等。清代魏念庭认为，"脏腑有实邪积聚，则血脉所有之隧道，气行血走之营卫，津注液输之支系，皆凝滞格阻而为患"，出现发热喘喝等症状；外气通路不通则呼吸受阻，出现或咳，或喘，或呼吸困难，甚则口唇紫绀，肺气痹阻等；三焦不通则水停气阻，水道壅遏；水谷通路不通就会出现便秘食阻、痞满梗塞等胃肠疾病；经络不通则气滞；气机不通则百病丛生；血脉不通则瘀血，轻则病，重则死矣。不通则痛，不通则废。

鍉圆针系统痧疗治病原理比较复杂，其重要作用之一是"通"。

1. 通络疏经，行气活血

气、血是构成人体和维持人体生命活动的精微物质，气血在脏腑内生成，既供养脏腑进行功能活动，又是脏腑功能活动的产物。气为血帅，血为气母，气行则血行，气滞则血瘀，血瘀而气亦滞。经络内联脏腑，外络肢节，沟通表里、内外、上下，是气血运行的通道。因此，经络通畅、气血充盈，则身康体健；若气血阻滞、经脉不通，或气血亏虚、经脉空虚，则百病丛生。例如，经络不通则循行部位出现麻木、疼痛等症状，血脉不通则见瘀血、肿胀。鍉圆针系统痧疗刮点按揉体表腧穴、皮部、经筋、络脉，促进气血运行，引导气血，通行经络，输布内外，振奋鼓舞正气，加强祛邪之力。

2. 调畅气机，输布津液

经络是运行营卫气血的通路，当人体发生疾病时，邪正相搏，阴阳失调，经络之气亦随之逆乱，而营卫气血运行受阻，玄府不畅，则发生精、气、血、津液的化生和输布障碍及病理产物堆积。《素问·调经论》说："血气不和，百病乃变化而生。"若能精准开其门户，使经脉疏通，气血复其流行，则气机调畅，津液得以输布全身，堆积体内的痰、湿、饮等病理产物被清理，其病自除。鍉圆针系统痧疗所用器具根据人体经络腧穴走行部位的解剖、生理特点设计，并施以相应的操作手法，通过生物力学的作用使所闭之经脉感受到刺激，而渐渐开放，使所阻滞之气血得以缓缓通过，以复其流行，气机升降出入恢复正常，机体自我防御功能增强。例如，腹水、哮喘患者应用痧疗，通过刮按揉经络皮部，促进玄府畅通；并通过络脉纵横交贯，具有沟通人体内外的水谷通路、水液通路和外气通路作用，使气血津液正常输布。

3. 温通经脉，祛毒止痛

经络不通则循行部位出现麻木、疼痛等症状，血脉不通则见瘀血。"宛陈则除之，邪胜则虚之"，"通则不痛"，瘀或邪在血分，或病久入络，或气血两虚，或因气滞，或寒凝，或热毒，或感受外邪，或疮疡脓肿，均为瘀阻不通，治则以通为用。鍉圆针系统痧疗可根据患者的身体功能状态，感受外邪深浅，采用刮按揉等手法，使痧去邪除，托毒外出，消肿止痛，气血调和，瘀去新生，故病可愈。如毛囊炎、毒蛇咬伤等用鍉圆针系统痧疗，症状可迅速减轻。痧疗刮拭还有温通经脉、祛风散寒、祛湿除邪、滑利关节、舒筋止痛的功效，如用于关节积液、痛风患者，可促进积液吸收，减轻疼痛。

4. 补虚泻实，调畅脏腑

《黄帝内经》中关于"不通"导致各种病理变化的记载颇多。水谷通路不通就会出现胃肠疾病；外气通路不通则呼吸受阻，或咳，或喘，或呼吸困难，甚则口唇紫绀等。鍉圆针系统痧疗通过调理背俞穴、腹部脏腑募穴，激发调节脏腑功能，以疏通经络，调和气血，促使人体恢复健康，从而达到防病治病之目的。另一方面，鍉圆针系统痧疗进行六腑团揉，可扩张腹部毛细血管，促进淋巴液、组织间液的循环，增加组织细胞供氧，解除脏腑肌肉痉挛和疼痛，促进细胞再生和活化，加强新陈代谢；同时也通过内脏—体表通路，调节内脏功能，改善人体的呼吸、消化、循环、神经、内分泌等系统功能，达到增强抗病能力、提高免疫力的目的，使疾病不药而愈。

5. 开玄府，通七窍

汗孔（又称鬼门、气门）是阳气藏泄的门户。肺合皮毛，皮毛上的汗孔有呼吸吐纳之功，故又称汗孔为玄府。卫气行于皮毛，助皮肤以保护机体。卫气功能之强弱、皮肤腠理的疏密、汗孔之开阖，可影响汗液的排泄，从而影响机体的津液代谢和体温的变化。玄府作为气与津液脉外运行的门户，是脉内血液与脉外津液相互渗灌的通道，是体内与外界相互沟通联系的枢纽，具有广泛性、幽微性、通利性、开阖性的特点。玄府有调节精气血津液的功能，往往能从七窍的变化中反映出来。气血津液之间的往来交流，亦离不开玄府的开阖宣通。例如，人若目、耳、鼻、舌、口、肛门、尿道七窍不通，则耳不能听、目不能视、鼻不知香臭、咽喉肿痛、舌体不灵、小便不利、大便秘结。鍉圆针系统痧疗作用于体表，可畅通玄府，通过纵横交贯沟通人体内外的络脉而畅通七窍，发挥了"提壶揭盖"的作用。

二、荣

"荣"即营养物质充足，在各个通路系统中运行着的物质的量的充足或功能的正常，能够濡养维持机体的正常生理功能，并处于生机勃勃的状态。荣包括皮毛肌肉润泽、腠理开阖正常、气血充足、精气饱满、津液荣润、筋骨强健、关节滑利、动作协调灵活、对外界适应能力良好、自感舒适等，从而维持正常的生活起居和活动功能。

《灵枢·本脏》说："卫气和则分肉解利，皮肤调柔，腠理致密矣。"人体在感受病邪如风、寒、暑、湿、燥、火后，或内伤七情，可致腠理开阖失司。病理状态下的腠理开，汗出则津液外泄，邪气易直至脏腑或寒气留于分肉之间；病理状态下的腠理闭，玄府郁闭，气血阻滞，经络阻塞不通，气血津液升降出入失调，气血不能"温分肉，充腠理"，皮肤的色泽发生变化，肤质粗糙，甚至会出现全身沉重、头晕目眩、肌肉筋膜粘连、关节僵硬、筋痿骨痹、皮毛干燥等，即不荣则痛，不荣则痿。

鍉圆针系统痧疗可调理皮毛腠理，调畅气机，活血通脉，理筋整复，滑利关节，可对失调的系统内能进行适当的调整，起到积极的治疗作用。治疗操作后，患者即可感全身温煦，身轻如燕；调理面部即可面色红润，容光焕发，其作用机理是"荣"。这主要是刮拭力度可透过皮肤渗入皮下组织、筋膜和肌肉，促进经筋皮部气血、津液的运行，使聚者散、凝者行，气血流通得以正常，逆乱的气机得以恢复，则精气血津液发挥濡养滋润作用，肌肤得以温煦，筋腱得以濡润，腠理得以收紧，皮肤润滑光泽。鍉圆针系统痧疗的治病机理正如《素问·皮部论》所说："凡十二经脉者，皮之部也。是故百病之始生也，必先于皮毛。"现代研究也证明，无创点按刮揉皮部，能促进皮下组织血液循环，加速疼痛部位致痛物质的代谢，使气血充足、精气饱满。十二皮部与脏腑、经络密切相关，采用鍉圆针系统痧疗，激发和调节经络、脏腑功能，以疏通经络，调和气血，促使人体恢复健康，从而达到防病治病之目的。

三、平

《素问·平人气象论》说："平人者，不病也。"平人，也就是指阴阳平衡、气血调和、健康无病的人。"平"即运行方向与配比问题，也就是机体各个通路系统中运行的物质方向正常、配比平衡，包括阴阳平和、无寒热及各脏腑组织的功能正常等。各通路系统中运行的物质超过了一定的范围而造成不平衡就会发生病理变化。不平则乱，不平则生寒热，主要包括阴阳、气血、脏腑的不平，即阴阳五行失衡、气血运行方向逆乱的病理状态，出现寒热冲逆等一系列临床表现。鍉圆针系统痧疗主要调理机体阴阳、脏腑功能相对平衡，调畅机体内外通路，加强整体与局部防御功能相结合，达到整体功能状态稳定、延年益寿、养体美容的目的。

1. 平衡阴阳，加强整体防卫调节功能

中医学认为，阴阳失调是疾病的基本病机。人是一个统一的整体，保持相对的阴阳平衡，人就处在健康的状态，但是人外有六淫之邪致病，内有七情之变；地有湿热之气，人有饥饱劳逸，如果外邪入侵或内生五邪，人体就会失去阴阳平衡而生病。鍉圆针系统痧疗平衡阴阳的最终目的在于采用"实者泻之、虚者补之"手法，消除瘀血、痰饮，祛瘀生新，清热解毒，或补其不足，化生气血，气血流畅和充盛，脏腑的功能得到温煦和滋养，人身之正气得到扶助和补充，从而"正气存内，邪不可干"，使阴阳失调的异常情况达到一个新的平衡状态。《痧胀玉衡》说："痧毒在气分者刮之，在血分者刺之，在皮肤者焠之。"痧疗过程中，根据人体的不同功能状态，应用不同的刺激，调动机体做出恰当的反应，使经络通畅，气血安和，整个机体卫外功能增强。

2. 平衡脏腑，加强局部防卫调节功能

鍉圆针系统痧疗维护机体归于协调平衡、阴平阳秘的正常状态，"以平为期"。补和泻的手法是泻其实，补其虚。例如，人体阴阳失衡，正气不足，如遇热毒邪侵，人体不能驱邪外出，则邪毒会滞留体内，阻遏经络，甚则邪毒透表入营，伤及营血，迫血妄行，出现皮下出血或肌衄。人体内部、人体与外环境都存在整体的联系，既对立又统一。它们在不断产生矛盾和解决矛盾的过程中保持动态平衡，才能保持"阴阳相贯，如环无端"，"阴阳和调而血气淖泽滑利"。

3. 平衡机体内外通路，加强整体与局部防卫功能相结合

人体通过内外通路系统和自然界相通，成为一个整体，通过体内通路系统协调内部各个组织器官的功能活动，使人体自身成为一个有机的整体。如前所述，某系统中运行的精微物质发生了病理变化，人体则出现"不通""不荣""不平"的病理改变，进而表现出不同的临床症状。气血充足是人体通路系统保障正常功能的物质基础，血不利则为水，水湿盛者，湿邪溢于肌肤，流注腠理之间，郁久化热，湿热阻滞经脉，气血运行受阻，经络闭塞不通，则脏腑无以濡润。痧疗不仅疏通瘀阻的脉络，使病邪随血而去，机体防御功能维持正常状态，还可改善胃肠功能，疏通水谷通路，促进营养吸收；并通过利尿通便、发汗解表，畅调水液及外气通路，促进废物排泄。

4. 平衡身体功能状态，延年益寿

痧疗保健的主旨并非在于治疗已病，而是防患于未然，即在于预防、养生和延年益寿。防病保健是中医学"治未病"思想的具体实践。人之所以生病，是因正气虚、邪气盛，邪气乘虚而入，即《素问·评热病论》所说："邪之所凑，其气必虚。"鍉圆针系统痧疗能使人体气血畅通，鼓舞正气，使虚衰的脏腑功能得以恢复正常，加强机体祛除病邪之力，使邪去而正安，达到预防疾病的目的。

鍉圆针系统痧疗的养生保健功效主要用于以下3个方面：①面部美容：头为"诸阳之会"，头面部鍉圆针系统痧疗可以促进面部气血流通顺畅，有助于面部三阳经脉不衰，尽显气血之色。坚持进行头面部美容痧疗，既可安神益智，又可清除局部有害物质，使面部皮肤润泽细腻，防衰除皱，除黄褐斑和黑眼圈等，延缓面部皮肤老化。②减肥：刮拭肥胖的局部，按压力传导到皮下组织及肌层，使其被动运动，促进局部新陈代谢，消除积聚的水分和脂肪，达到减肥目的。③全身调养：循经全身痧疗可调和气血，强筋壮骨，平衡脏腑功能状态，提高机体抗病能力，进而取得阴平阳秘、延年益寿之功效。

此外，采用补、泻不同手法进行痧疗，对内脏功能有明显的调整阴阳平衡的作用，如习惯性便秘者，在腹部和腰骶部等处进行刮揉按可促进肠蠕动，使大便排泄频率增加。反之，功能性腹泻者，则可抑制其蠕动，使大便次数减少。这说明痧疗调整脏腑功能平衡，可根据机体的不同功能状态，呈双向调节作用。鍉圆针系统痧疗就是以"平"为出发点和落脚点的。

第二节　现代医学对痧疗作用机理的认识

大量临床实践和总结发现，鍉圆针系统痧疗的适应证广，疗效确切，具有可重复性。鍉圆针系统痧疗是挖掘机体自身抗病潜力的疗法，立足于利用人体自身防御功能的内因解决疾病矛盾。人体自身的防卫功能与致病因素是贯穿疾病始终的一对矛盾，影响着疾病的发生、发展和转归。人体天然防御功能具有接受一定阈值范围内的刺激而功能加强的特性。当人体自身防御力降低时，用"一石百鸟"的痧疗，人为使用合理的外因刺激使机体产生应激反应，牵一发而动全身地调动和加强机体防御功能，使机体"正气存内，邪不可干"。

一、促进组织再生，激发、调节、加强人体天然防御功能

人体各种组织细胞有不同的再生能力，这是人类在长期进化过程中形成的。除心肌、骨骼肌、神经等少数细胞再生能力极弱外，人体的大多数细胞再生能力很强。在生理情况下，细胞就像

新陈代谢一样周期性更换，以代替衰亡或破坏的细胞，如上皮细胞、造血细胞等。有些人体细胞，在生理情况下，增殖现象不明显，但受到组织损伤的刺激时，也表现出非常活跃的再生能力，也就是有潜在再生力。

出痧是一种用外在的机械力量，通过挤压力和负压张力等使局部血管、淋巴管扩张甚至使衰老脆弱的毛细血管、淋巴管、水肿细胞破裂，血红蛋白释放，导致皮下组织局部形成瘀斑，血斑凝结可以自行吸收，瘀斑周围的微循环细胞增生、分化，完全恢复原有的结构与功能。鍉圆针系统痧疗是人体细胞再生潜能激活剂，通过适度手法和器具，引爆激发调动机体的天然防卫力，即在保护细胞组织器官功能的前提下，用使患者感到舒服且不破损皮肤的机械刺激，促进衰老的细胞凋亡，由新生的同种细胞和组织不断再生补充，使组织细胞始终保持着原有的结构和功能，维持组织、器官的完整、稳定和年轻态。

二、调节体液动态平衡，维护内环境稳定

人体新陈代谢是一系列复杂的生物物理和生物化学反应过程，主要是在细胞内进行的，这些过程都离不开水。体内水的容量、分布及其中的电解质浓度都奇妙地由人体加以调节控制，使细胞内外体液的容量、电解质浓度、渗透压、酸碱度等能够相对稳定地处于一个动态平衡中。人的体液包括细胞内液和细胞外液。细胞外液有血浆、淋巴液、脑脊髓及组织液，各种液体虽然彼此分开，成分也不完全相同，但它们之间互相联系，循环地流动着，维持体液平衡。这种平衡是人体细胞代谢所必需的条件，可因感染、不当治疗、不良生活习惯而被破坏，并超出人体的调

节能力，导致出现一系列机体功能状态失调的表现，当发展到一定程度可以成为威胁生命的主要因素。气血周流机体的全身，是机体各个系统和组织汲取营养的源泉。痧疗在皮肤局部进行刮拭，可以增加局部的血流量，不仅可以使机体的血液循环加快，而且还会使淋巴循环增强，增加对肌肤和神经末梢的营养，维护汗孔开阖的稳态，促进机体组织液的新陈代谢，增强各器官的功能活动，维护内环境的平衡稳定。

内环境的相对稳定是机体能自由和独立生存的首要条件。因为细胞的各种代谢活动都是酶促生化反应，所以，细胞外液中需要有足够的营养物质、氧气和水分，以及适宜的温度、离子浓度、酸碱度和渗透压等；细胞膜两侧不同的离子浓度分布也是可兴奋细胞保持其正常兴奋性和产生生物电的基本保证。如果体液循环障碍，内环境的理化条件发生重大变化或急骤变化，超过机体本身调节与维持稳态的能力，则机体的正常功能会受到严重影响。痧疗通过舒适和缓的生物力刺激多个系统和器官的活动，并引发其神经调节、体液调节和自身调节，通过人体的负反馈控制系统，使遭受干扰影响的内环境与外环境进行物质交换，使机体内环境的各种理化因素都保持在一个适宜的、相对恒定的水平，从而维持其相对稳定。反之，如手法粗暴或器械结构不合理也会损害机体细胞功能，从而引起疾病。因此，训练操作手法和规范器具也是保证痧疗临床疗效的必要条件。

三、激活人体细胞生物活性潜能，维护机体生态平衡

鍉圆针系统痧疗所用的所有器具、手法均不具有直接对抗细菌、病毒的作用，一切疾病的痊愈，靠的都是疾病的自愈。人体

内有着丰富的天然抗病物质，换句话说，就是人体内潜藏着大量的"药"，有很多疾病是可以靠自身的"药"而治愈的。临床痧疗是为自愈提供一种条件、一种机会、一种因势利导的帮助。痧疗通过多种巧妙的手法器具刺激作用于机体的皮肤，引起神经冲动，通过不同途径传递到中枢神经系统，经过大脑的分析后会产生多种微妙的复合感觉，并相应做出有利于机体的反应，以维持机体的健康。

有研究表明，痧疗可以提高血液中一氧化氮（NO）、超氧化物歧化酶（SOD）等抗氧化物的含量而增强抗氧化作用。NO 具有扩张血管、增加血流的作用。SOD 是细胞衰老与死亡的直观指标，是生物体内清除自由基的首要物质，对维持机体内氧化和抗氧化的平衡具有重要作用。SOD 还可以修复受损细胞，修复自由基对机体产生的损伤，其活力可反映机体清除氧自由基的能力。痧疗还可以明显增加耐力训练大鼠的过氧化氢酶（CAT）、谷胱甘肽过氧化物酶（GSH-Px），同时降低肝脏丙二醛（MDA）含量和血清谷氨酸氨基转移酶（ALT）的活性。因此，痧疗通过减少长期疲劳产生的氧化物质，增加抗氧化物质，减少长期疲劳所产生的氧化损伤。

另有研究表明，通过实施痧疗，产生皮下出血点，刺激白细胞及白细胞介素（IL）因子，IL-1 和 IL-6 升高，提升机体免疫力。白细胞是一类免疫细胞，可以帮助身体抵抗传染病和外来异物，在治愈机体损伤、抵抗病原入侵和机体免疫方面具有重要的作用。IL-1 主要由活化的单核巨噬细胞产生，主要存在形式为 IL-α 和 IL-β。它可以在局部低浓度时协同刺激 T 细胞活化，促进 B 细胞增殖和分泌抗体。IL-6 主要来源为单核巨噬细胞、Th2 细胞、成纤维细胞等。它可以通过刺激 B 细胞分泌抗体，刺激 T 细胞增殖和活化，参与炎症反应等。因此，通过实施痧疗产生痧象，可以相应刺激 B 细胞和 T 细胞的增殖和活化，进而提高机体免疫功能。在进行痧疗过程中，机械按压运动可促进皮下微循环，并促使毛细血管扩张，加速血红蛋白释出，产生自身溶血作用，同时可以使血液和淋巴流量增加，加快血液、组织液、淋巴液之间的物质交换，并且随着痧象的产生，渗入皮下的红细胞和血小板可引起多种免疫和炎症效应。

四、激发系统组织细胞的内在能动性，调整熵与负熵平衡

根据生物物理学观点，生命活动无非是物质、能量和信息在生命系统中的变化。3 个量有组织、有秩序的活动是生命的基础。人体是一个具有多信息变量的开放复杂巨系统，具有精确、自主、高效的自组织能力，鍉圆针系统痧疗通过有序的体表触、按、压、牵、拉等良性刺激周围神经系统，从外界环境输入参与或影响细胞正常代谢活动的物质与条件，通过反射活动迅速地感受传递施加的信息并加以综合分析，激发人体系统组织细胞的内在能动性。通过人体系统内部的非线性相互作用，使人体系统在神经—激素、神经—体液等的配合下，构造出时空有序的结构及整体效应，熵与负熵维持生理平衡，使机体适应外界环境的变化，保持完整统一性。人体处于健康状态是负熵流占优势，生理状态处于平衡的阶段；而人体出现疾病，则是暂时内部熵增大于外部输入负熵，破坏了生理平衡，负熵流不足以耗散内部熵增的阶段。

耗散结构理论认为，"开放"是所有系统向有序发展的必要条件。一个远离平衡态的开放系统通过不断地与外界交换物质和

能量。在鍉圆针系统痧疗外界条件变化达到一定阈值时，通过内部的再生潜力产生自组织现象，使系统从原来的无序状态自发地转变为时空上和功能上的宏观有序状态，形成新的、稳定的有序结构。

五、刺激生物全息部位，以局部调整体

鍉圆针系统痧疗是一种新的治疗方法，中医整体观与现代生物全息学说是其重要的理论渊源之一。依据生物全息学说，每一相对独立的部分都包容着整体上的全部信息，即生物体的全部信息。例如，人的背部代表五脏六腑的背俞穴，头、耳、手、足等缩影着整个机体，包含了对应整体的全部信息。当人体某一部位或器官有病变时，在相对应的全息部位或脏腑反应点，以适当的器具，施加相应的手法，就会出现多种不同的反应，如痧象颜色异常、瘀斑、温度改变、结节或压痛等。同时，刺激该反应点还能改善局部的微循环，减轻化学炎症反应，促进受累脏腑器官生理功能恢复，还可以通过反射及交叉免疫机制相对应地治疗这一部位或器官的疾病。

现代医学认为，人体时刻进行着各种各样的新陈代谢，营养物质和代谢产物不停地在微循环中交换，脏腑功能失调和各种外界致病因素均可导致代谢产物排泄异常，不能及时排出体外。代谢产物聚集停滞于微循环，会造成毛细血管舒缩功能失常，微循环功能障碍，而相对应的全息内在脏腑功能也会失常。反之，内脏功能的失调又会通过"皮肤—内脏神经反射"系统使与其相应体表反应区的毛细血管脆性增加和微循环障碍。

痧疗器具可以刺激受术部位皮肤的毛细血管神经末梢，使毛

细血管的通透性增加，病变部位的部分毛细血管破裂，血管内的血液从血管中排出，进入皮下，形成瘀血"痧"。出痧后，凝血因子及免疫物质应答改变，通过局部神经末梢的感受器引起"皮肤—内脏神经反射"机制，机体既可激发相应脏腑的自我修复，同时也迅速修复破裂的毛细血管，从而达到治疗疾病、恢复健康的目的。因为体表反应区与相应脏腑的排毒和修复几乎同步进行，所以，科学地实施痧疗可以显现出高效的治疗作用。同时，痧疗器具刺激受术部位的牵拉及摩擦温度的改变，引起运动神经和自主神经的系列反射。通过生物反馈，可以局部治疗调整机体功能状态，调整纠正各种自律性功能紊乱，促使失去平衡状态的身体恢复到平衡状态，同时可以通过局部的痧象、结节及感受，预警相应脏腑器官的病变。

鍉圆针系统痧疗借鉴、吸收了现代医学的科学研究成果，从生理、免疫、生物化学等角度阐述体表刺激方法调节体内器官功能和治疗疾病的生理机制，使之成为痧疗的重要科学理论依据。

六、不同生物力学参数机械力刺激引发机体系列生物力学应答反应

"流水不腐，户枢不蠹"，鍉圆针系统痧疗主要以中医经络腧穴理论为基础，以现代生物力学、人体解剖学为指导，对痧疗器具加以改进，结合生理学及运动医学知识，根据患者的血液、淋巴流动方向，神经走向，肌肉运动解剖方向或动作，肌力大小，肌肉与周围骨性结构的特点，肌肉的功能等，综合判定易损的经络、血脉、肌肉、筋膜等，确立手法要点，从而形成一种无创外治新疗法。

　　鍉圆针系统痧疗的本质为机械力学刺激，能产生如压力、张力、摩擦力和剪应力等多种形式的"刮点按揉"力。在机械力作用下，人体组织细胞对机械刺激的反应可能是痧疗细胞生物力学原理之一，如何将力学信号转变为各种生化信号是痧疗手法机制研究的关键。鍉圆针系统痧疗可以传递三维空间信息，即刮、点、按、揉治疗手法都有振幅、频率和相位 3 个物理参数。记录反映三维空间信息波的振幅、频率和相位 3 种信息与人体功能状态变化的关联状况，可探索不同参数（频率、时间、力）作用下组织细胞的部分力学响应特征。

第四章　鍉圆针系统痧疗工具设计

第一节　设计原理

纵观历史，任何科学技术的起源必定与其相关事物实践经验的积累有关。九针作为当时医学领域的"高科技"，必定是在医疗实践发展到一定的时期而出现。随着社会进步和生产力的发展，人们经过大量的临床实践后发现，不同病因所造成的不同证候、不同部位、不同程度，需要不同的器具来治疗，因而人们逐渐积累经验，创制了功能和形态各异的九针。九针的产生有两个不可或缺的条件：首先，它要求人们对人体和疾病的认识水平达到了一定的高度；其次，它要在人们会用新材料、新工艺制造"微针"之时。

根据出土的实物资料印证，中华民族主动维护健康发明的器具可追溯到 10000 多年前。广西甑皮岩先民于 12000 年前，已经创造性地发明双料混炼工艺并掌握最重要的关键技术，应用一定比例的泥土与石英石混炼制成炼而不裂的圜底釜，为后人制作保健器具奠定了物质基础。距今约 8000 年的兴隆洼遗址出土夹砂陶——深筒直腹罐；距今 6500 ～ 4500 年的大汶口文化，已经出现了快轮制陶技术，使石器磨制精美，玉器制作精良。5500 年前凌家滩原始部落遗址出土的石钻，是 20 世纪中国新石器时代考古最重大发现之一，石钻本身的设计包涵了机械学、力学、几何学的基本原理。其中，螺丝纹钻头的独创设计，有着重要学术价值。还原历史，对研究探索九针工具制造也有着极其重要的启发意义。

一、传统无创针具及出痧器具解析与借鉴

（一）传统无创针具及出痧中医器械的外形与功能的分析

1. 九针器具之源、形、用精华元素的分析与提炼

鍉圆针系统痧疗器具从九针之源、之形、之用三个方面汲取了精华。首先，九针之制，最初未必是金属针，可为石、玉、陶、骨、竹木等，其中员针、鍉针则与棒状的物体及手法按摩均有渊源。目前临床所见员针、鍉针及员利针，形状比较单一，钝头圆柱形。《灵枢·官针》云："九针之宜，各有所为，长、短、大、小各有所施也。不得其用，病弗能移。"强调针刺要根据疾病轻重、病位浅深选择合适针具。《素问·针解》云："虚实之要，九针最妙者，为其各有所宜也。补泻之时以针为之者，与气开阖相合也。九针之名，各不同形者，针穷其所当补泻也。"因此，设计鍉圆针系统痧疗器具，以点、按、运转、升降、开阖、分理手法刺激人体十二皮部、十二经筋，调节经络、脏腑气血。运用虚实的主要关键，是要灵活运用九针。补泻手法要求用针应与气的开阖相配合。

2. 痧疗器具造型精华元素的分析与提炼

中医医疗器具用于出痧的一是刮痧板，二是罐疗器具。

刮痧板市面的外观，多根据所取材料外形和简单的人体解剖

结构及实际操作手法制作的不规则几何外形。刮痧板形状大体可分6类：用于人体脊柱双侧、腹部和四肢肌肉较丰满部位的椭圆形或月圆形；一侧薄而外凸为弧形，对侧厚而内凹，用于人体躯干、四肢部位的方形；用于手指、足趾、脊柱部位的凹字形；棱角处便于点穴，宜用于胸背部、肋间隙、四肢末端部位的三角形；用于头部的梳形；磨平开口端的牛角。

3. 罐疗器具造型精华元素的分析与提炼

罐疗器具主要根据所用材料和作用原理的不同，分为竹罐、陶瓷罐、玻璃罐、挤压排气罐、抽气排气罐、多功能罐等。罐具形状大体分4类：口圆肚大，形如缸状，两端较小，中间外凸的陶瓷罐、砭石罐；直筒型的竹罐；肚大口圆，罐口边缘略突向外的玻璃罐；边缘略突向外，口大底小的塑料、橡胶及硅胶罐。

（二）传统痧疗器具材质与功能安全的关系

1. 牛角

天然水牛角板对人体肌表无毒性刺激和化学不良反应，质地坚韧，光滑耐用，塑形性好，持板手感好，价格便宜，方便携带。缺点是牛角主要成分为胶质蛋白，湿热天气易滋生细菌，而且牛角反复清洗，很容易变形、变质。

2. 玉石

玉石质地细腻，导热性好，玲珑剔透，自古被人们所喜爱，闻名于世。在民间，玉有消灾避邪、保佑平安之说，被喻为"平安玉"。但其缺点是脆性高，易碎易折，塑形性差，持板手感差，价格较高。

3. 砭石

《中医大辞典》中说："砭石：指一种楔形石块。"唐代王冰注《黄帝内经素问》时说："砭石，谓以石为针也。"明代张景岳《类经·论治》说："砭石，石针也，即磁锋之属。"砭石的主要成分为碳酸钙，往往还有复杂成分，有些石头所含放射性元素成分因为个人体质的原因，尤其是用在头部、心脏部位及育龄期妇女下腹部，会有慢性伤害的风险。此外，一些有炎症、皮肤溃烂或者是有严重传染病者，都应慎用砭石。

4. 金属

（1）银：磨损性能差；压缩极限强度低，容易变形，材料昂贵，不易普及，且易造成资源浪费。

（2）铜：磨损性能差；压缩极限强度低；受腐蚀后会产生铜绿（碱式碳酸铜），有毒。铜绿慢性中毒表现为神经系统功能紊乱，肝肾功能障碍。《本草纲目》说："铜青乃铜之液气所结，酸而有小毒。"

银、铜均是重金属，通过反复大量接触进入人体，干扰人体正常生理功能，在人体中累积达到一定程度，会造成慢性中毒。这也是铜器如今从人们日常生活中退出的重要原因之一。

5. 塑料、合成树脂等

塑性好，便于加工制造，作为一次性使用耗材成本低。其缺点是密度小，器具轻飘，刮拭力度不易深入到肌肤深部。材料硬度低、弹性模量小，变形大、强度低，在外力的作用下，小应力即可断裂；易老化，很快失去使用价值。反复摩擦皮肤产生静电，长期反复直接接触人体不利于健康，不适合作为长期治疗保健器具的制作材料。

6. 精细陶瓷

精细陶瓷塑性好，便于塑形加工，具有高熔点、高硬度、高耐磨性、耐氧化等优点。化学特性在高温下不易氧化，并对酸、碱、盐具有良好的抗腐蚀能力，便于清洁消毒。陶瓷材料的力学特性是工程材料中刚度最好、硬度最高的材料。制品表面粗糙度等级高；磨损性能强；陶瓷的抗压强度较高，但抗拉强度较低，塑性和韧性很差，怕碰撞。

总之，随着人们公共卫生意识和健康意识的增强，以及对直接接触人体皮肤反复摩擦的中风险医疗器械材料安全性问题的重视，选择耐磨性和疲劳强度高、抗腐蚀性强、与皮肤接触密封稳定、无有害物质残留、无静电、便于清洁消毒的新材料用于加工痧疗器具成为趋势。随着科技发展和新材料的出现，铜、银、牛角、砭石、玉石等材料已经逐渐淡出痧疗器具领域，被便于加工塑性、便于清洁消毒、无静电、无刺激的新型陶瓷材料取代。

二、鍉圆针系统痧疗器具创新原理

中医药工程学是中医药与多学科交叉，基于中医药学的理论与实践，结合运用现代工程技术的原理与方法，研究揭示人体生命现象，并从工程角度解决中医药问题的新兴边缘学科。

鍉圆针系统痧疗器具是本人根据多年从事中医药工程基础研究中获得的知识，来解决中医无创外治疗法传承创新中存在的瓶颈问题。

（一）变害为利预先反作用原理

鍉圆针系统痧疗利用刮拭吸拔的手法刺激有害的因素，制造适宜器具作为对人体损害的应激源，引起个体非特异性反应，得到有益的结果。首先，人体对刺激产生直接反应及代偿反应，即经过应激反应对刺激部分出现全适应，身体适应了刮拭点按刺激，细胞活动加强，经过抵抗力增强—刺激停止后的恢复过程，应激反应逐渐消失，体内环境恢复到刺激前的情况，痧象消失，但由于适应机制的存在，这时体内环境有所改善，身体功能状态趋于平衡。其次，鍉圆针系统痧疗点按、刮拭、吸拔同时交替，正压、负压混合应用，将多个有害的因素相结合，增大了有害因素的幅度，且刺激量都在疼痛阈值之下，消除了传统痧疗、罐疗对人体造成的疼痛反应，患者在舒舒服服过程中恢复健康。

（二）借助均质性中介物原理

鍉圆针系统痧疗使用痧疗器具、罐、精华油等，实现刮痧体表刺激所需的操作手法。用新型陶瓷材料或合金材料制成器具，以满足人体无痛无创、感受舒适的需要，且容易彻底清洗消毒，无有害物质脱落，皮肤不会产生排异反应，同时容易塑形加工，不但解决了器具标准化来源问题，也解决了临床路径标准化操作手法培训问题。

（三）分割与组合重组原理

鍉圆针系统痧疗将痧疗器具按照十二经络走行及头、面、五官、躯干、四肢百骸的解剖结构特点，系统化设计器具的造型，将传统的鍉圆针、刮痧板系统化分成相互独立的多个部分，提高操作手法的可分性。通过将痧疗器具分解，在空间和时间上将不同型号的痧疗器具与相关操作手法加以组合，灵活运用。

（四）提取精华要素改变局部质量原理

鍉圆针系统痧疗器具应用抽取原理将一个传统刮痧板的角刮、面刮等棱角设计为按一定规律系统化的不同型号痧疗器，局部质量原理让不同型号的痧疗器作用部分各具不同功能，并使各部分处于完成各自功能的最佳状态，提供稳定的支撑介导作用。避免传统粗犷的刮拭、点、按有死角，保证各种操作手法精确的力传递，避免不必要刮拭的部位被刮拭，学生易学易操作，实现了系统化定量精准痧疗。

（五）物理和化学参数改变的原理

鍉圆针系统痧疗应用新型复合材料，改变器具结构，表面粗糙度等级，材料吸附性、柔性和耐用性；改变治疗操作手法的力度，点按刮拭的速度、幅度等；改变介质精华油的配方成分，提高透皮作用。

（六）自动化系统替代与复制原理

鍉圆针系统痧疗用痧象脏腑定位健康管理辅助系统辨证代替传统的单一人工机械系统；应用自动化原理，用系列方便易得、易复制的痧疗器、数显罐、视频辅助教学，丰富了传统痧疗单一的师徒手把手传授的不方便、易失传、不易获得的传承模式。

三、鍉圆针系统痧疗器具设计特点

（一）科学的力学设计形式

按照物理学原理，刮痧的力从接触方式角度来讲，主要分为以下3种：①点作用力：指术者将力作用在一个点上，作用范围较小，作用力集中，主要用于穴位精准点、按、揉等手法。如睛明、承泣，操作手法必须稳、准、匀。②线作用力：指将力作用在一条线上，对循经刮拭和按肌肉筋腱解剖起始方向进行局部组织梳理，有很好的作用。③面作用力：指力通过一个作用面来施加，作用面积大，但作用力分散。

颈椎、肩部、胸部、腰背部、腹部的慢性疾病，人体的软组织病变会慢慢转变，进入器质阶段，往往形成条索或者积聚。针对条索或者软组织僵硬，最佳的力的作用方式应该是线作用力。线作用力可以针对部分组织进行充分梳理和剥离。线作用力形式既克服点作用力的作用范围小，会因组织滑动而不能针对病灶进行有效梳理和剥离，也克服了面作用力的发力不集中的缺点，非常适合局部软组织病变的缓解治疗。鍉圆针系统痧疗器具就是采用线作用力的形式设计而成，针对性强，即使软组织滑动时，也能针对病灶准确施加有效作用力；同时由于线性作用力形式，降低了对术者辨证识穴的要求，降低了操作门槛，扩大了术者群体，从而可以为更多的患者服务，减轻痛苦。

（二）合理的材料选择和局部处理

针对软组织病变，往往需要施加外力，才能进行有效的疏解，这对器具材料就有了一定的要求，既要弹性形变量小，又要材料表面摩擦系数小，同时还要对人体皮肤无毒无害。二氧化硅具有材料强度高、加工易塑形、表面光滑、价格低廉等特点，鍉圆针系统痧疗器具即采用硅酸盐类非金属无机材料为主要材料，既可以保证作用于局部组织的力的作用强度，又减少摩擦，保护患者皮肤的同时减少了术者的劳动强度，再结合药物介质的润滑和药理作用，可以显著提高治疗效率。

（三）科学的发力方式

传统的中医按摩，术者主要通过手指和腕部发力，操作时劳动强度大，甚至对部分组织造成伤害。采用鍉圆针系统痧疗器具操作，则可以避免这种伤害。一方面，它不再需要腕部和手指发力，而是依靠术者臂部发力，更符合人体发力方式，发力更充分；另一方面，它可以借肘部为支点，利用杠杆原理，在保证病灶作用效果的前提下，减少术者作用力，降低劳动强度。

（四）规范的人体工学设计

鍉圆针系统痧疗器具的作用端和手持端，均是按照人体工学设计，手持端均采用圆弧形设计，针对性强，既针对病灶强化作用效果，又贴合术者手部外形，增强手感，便于发力，并能减少劳动损伤（工具的外形见第二节）。

痧疗过程中，局部组织所受的压力与受力面积成反比，鍉圆针系统痧疗器具在设计时考虑到，在压力不变的情况下减小器具受力面积以增大压强，提升效果，以便减少医护人员体力耗损；而在受力面积不变的情况下减小压力，或在压力不变的情况下增大器具受力面积，能让患者感到无痛、无创，在舒舒服服中恢复健康。另一方面，通过相应的器具手法编码，排列组合，可以实现器具与手法配伍，便于技术的学习掌握和使用，便于应用人工智能机器学习训练。

总之，鍉圆针系统痧疗系列器具的使用方式尽量适合患者和医护人员的自然形态，术者在工作时，身体和精神不需要任何主动适应，从而尽量减少其使用工具进行临床治疗造成的疲劳，避免职业病。

第二节　鍉圆针系统痧疗基本工具

工欲善其事，必先利其器，痧疗亦然。要想达到好的治疗效果，必须选择具有刮、按、揉与经络腧穴贴合密切，点穴准，施术医生省力，操作快捷，患者感受舒适，安全性高等特点的器具和介质。痧疗器具是直接用于人体的医疗器械，效用主要通过物理方式获得，目的是疾病治疗中补偿术者徒手操作的功能。因此，按照器具和介质与疗效内在的联系，一定范围内形成科学的有机整体，充分发挥医疗器械标准化基础性、战略性作用，对于进一步提高痧疗临床操作水平、疗效、教学传播能力现代化具有重要意义。

选用优质痧疗器具的目的：一是降低操作人员的作业复杂程度，提高临床操作效率；二是降低病患在进行痧疗过程中所受到的身体和心理痛苦，且减少诸多术后并发症的发生。痧疗器具标准化应用是一个动态的过程，需要不断地进行调整和改进，才能达到预期的应用目标。

一、鍉圆针系统痧疗器具

（一）规格型号

本书所述鍉圆针系统痧疗目前常规使用医疗器械 SL-1 型痧疗器（鍉圆针定量痧疗器），一套共有 13 个规格。

1. 1 号痧疗器（SL-1-1 型）（图 4-1）

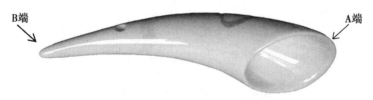

B端 　　　　　　　　　　　　　　　　A端

图 4-1　1 号痧疗器（SL-1-1 型）

2. 2号痧疗器（SL-1-2型）（图4-2）

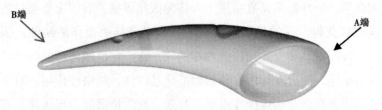

图4-2　2号痧疗器（SL-1-2型）

3. 3号痧疗器（SL-1-3型）（图4-3）

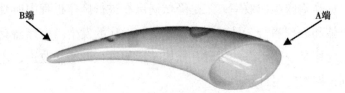

图4-3　3号痧疗器（SL-1-3型）

4. 4号痧疗器（SL-1-4型）（图4-4）

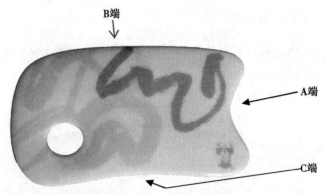

图4-4　4号痧疗器（SL-1-4型）

5. 5号痧疗器（SL-1-5型）（图4-5）

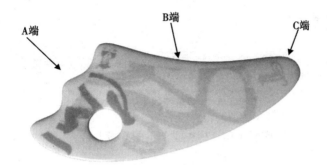

图4-5 5号痧疗器（SL-1-5型）

6. 6号痧疗器（SL-1-6型）（图4-6）

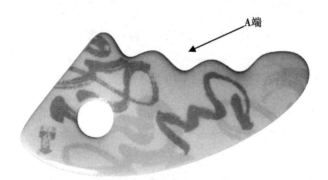

图4-6 6号痧疗器（SL-1-6型）

7. 7号痧疗器（SL-1-7型）（图4-7）

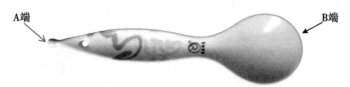

图4-7 7号痧疗器（SL-1-7型）

8. 8号痧疗器（SL–1–8型）（图4–8）

B端

A端

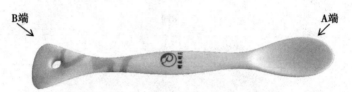

图4–8　8号痧疗器（SL–1–8型）

9. 9号痧疗器（SL–1–9型）（图4–9）

B端

A端

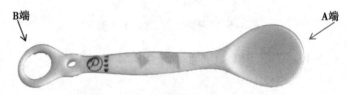

图4–9　9号痧疗器（SL–1–9型）

10. 10号痧疗器（SL–1– 10型）（图4–10）

B端

A端

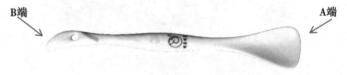

图4–10　10号痧疗器（SL–1–10型）

11. 11号痧疗器（SL–1–11型）（图4–11）

B端

A端

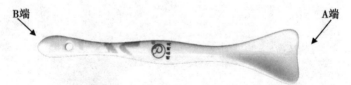

图4–11　11号痧疗器（SL–1–11型）

12. 12 号痧疗器（SL-1-12 型）（图 4-12）

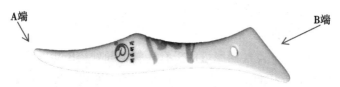

A端　　　　　　　　　　　　　　　B端

图 4-12　12 号痧疗器（SL-1-12 型）

13. 13 号痧疗器（SL-1-13 型）（图 4-13）

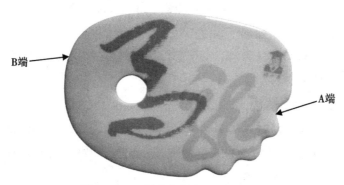

B端

A端

图 4-13　13 号痧疗器（SL-1-13 型）

（二）使用方法

　　使用鍉圆针定量痧疗器前，首先要检查其边缘有无破损，再进行清洗、消毒。消毒应符合医院卫生消毒标准的规定。

　　术者在实施痧疗前，应先洗净双手，并对手指消毒，对患者需刮拭的部位皮肤进行消毒处理后才可痧疗。

　　操作前，应根据人体解剖结构，选用合适的型号及边缘刮拭相应部位。

1. 1 号、2 号、3 号痧疗器

造型类似，只是大小不同，A 端可用于刮拭肌肉较为丰厚的部位，如背部、腹部及四肢等处，B 端可用于点、按、揉穴位，常用于任督通脉痧疗、六腑痧疗。

2. 4 号痧疗器

4 号痧疗器 A 端凹缘可用于脊柱等突起处，B 端可用于肌肉丰厚、平坦或稍凹部位的刮拭，C 端可用于肌肉丰厚、稍隆起部位的刮拭，常用于任督通脉痧疗、六腑痧疗。

3. 5 号、6 号痧疗器

5 号、6 号痧疗器 A 端齿状缘可用于头部、手指、脚趾等部位刮拭，常用于面部玉颜醒五窍术、健脑安神益发术；5 号痧疗器 B 端凹缘可用于颈部、面部等部位刮拭，C 端可用于拨筋，常用于中医美容痧疗。

4. 7 号痧疗器

7 号痧疗器 B 端（勺端）可用于颈、肩、背部等部位刮拭，A 端（球端）可用于各穴位的点按、弹拨，常用于任督通脉痧疗、中医美容痧疗等。

5. 8 号、9 号痧疗器

8 号、9 号痧疗器 A 端可用于肩胛部、各关节部、四肢部、脸部等肌肉较薄部位的刮拭，常用于面部玉颜醒五窍术、头部健脑安神益发术；9 号痧疗器 B 端可用于包块、脓点的挤压，常用于中医美容痧疗。

6. 10 号、11 号痧疗器

10 号、11 号痧疗器 A 端可用于肌肉较少部位，如脸部等的刮拭，10 号痧疗器 B 端可用于眼睑部、迎香穴等较为狭窄的凹部刮拭，常用于面部玉颜醒五窍术、头部健脑安神益发术、任督通脉痧疗等。

7. 12号痧疗器

12号痧疗器A端尖锐端可用于头面部穴位的点、按、揉等，B端可用于头面部刮拭，常用于面部玉颜醒五窍术、头部健脑安神益发术等。

8. 13号痧疗器

13号痧疗器A端常用于乳房部位从乳根至乳头沿乳腺管的聚焦线刮法；B端用于乳根周边部位的旋转刮法。

二、鍉圆针系统痧疗介质

痧疗介质指为减少阻力，减轻患者疼痛，同时加强治疗效果，涂抹在刮拭部位的润滑剂。传统的痧疗介质分为水、油剂、中药煎剂、酒剂、膏剂等，如凡士林、石蜡油、滑石粉、香油、B超耦合剂等。

鍉圆针系统痧疗根据患者身体功能状态，主要选用具有舒缓、舒荣、舒爽、舒静、玉肌等不同功能的痧疗介质，主要有油类（痧疗油）和乳剂（痧疗乳）两种剂型。根据患者的不同身体状况，可选择不同的介质。其中，鍉圆针系统痧疗油主要是由中草药与天然植物油精炼而成，具有清热解毒、活血化瘀、解肌发表、缓解疼痛、开窍安神、帮助透痧及润滑护肤增效等作用，有润滑度高、便于临床操作、患者感觉舒适的特点，宜用于成人痧疗，或痧拭面积大者，或皮肤干燥者。

1. 玉肌精华油

主要成分：PEG-60玉米油甘油酯类，PEG-2橄榄油甘油酯类，霍霍巴油PEG-8酯类，黄柏提取物，地黄根提取物。

主要功效：调理修护青春痘、湿疹及银屑病肌肤。

使用方法：洁肤后取适量本品涂抹于身体刮拭部位。

2. 舒爽精华油

主要成分：PEG-60 玉米油甘油酯类，PEG-2 橄榄油甘油酯类，霍霍巴油 PEG-8 酯类，穿心莲提取物，白鲜根提取物，地肤子提取物，苦参提取物，蛇床子提取物。

主要功效：治疗青春痘、湿疹、银屑病肌肤，提亮肤色，改善暗沉。

使用方法：洁肤后取适量本品涂抹于身体刮拭部位。

3. 舒荣精华油

主要成分：葵花籽油甘油酯类，PEG-2 橄榄油甘油酯类，蒙古黄芪提取物，丹参提取物，白及提取物。

主要功效：滋润肌肤，改善产后腹部松弛及停止哺乳后乳腺皮肤松弛，让肌肤健康自然、顺滑有弹性。

使用方法：洁肤后取适量本品涂抹于胸部、腹部，刮拭按摩至吸收。

4. 舒缓精华油

主要成分：葵花籽油甘油酯类，PEG-2 橄榄油甘油酯类，鸡血藤提取物，活血丹提取物，姜根提取物，川续断提取物，红花提取物等。

主要功效：滑利关节，活血化瘀。

使用方法：洁肤后取适量本品涂抹于背部、四肢，刮拭按摩至吸收。

5. 舒静精华油

主要成分：葵花籽油甘油酯类，PEG-2 橄榄油甘油酯类，吴茱萸果提取物，罗勒油，佛手提取物，凤仙花叶提取物。

主要功效：安神，疏肝解郁，调理滋润肌肤，使肌肤充满活力和自然健康年轻态。

使用方法：洁肤后取适量本品涂抹于额头、腹部，刮拭至吸收。

6. 舒润精华油

主要成分：PEG-60 玉米油甘油酯类，PEG-2 橄榄油甘油酯类，霍霍巴油 PEG-8 酯类。

主要功效：调理滋润肌肤，使肌肤充满活力和自然健康年轻态。

使用方法：洁肤后取适量本品涂抹于身体各个部位，刮拭按摩至吸收。

第五章　鍉圆针系统痧疗操作手法

鍉圆针系统痧疗犹如外科医生做手术，器具犹如手术刀。外科医生要做到妙手回春，不仅要有理论知识和锋利的手术刀，还必须苦练基本功。鍉圆针系统痧疗的操作者同样需要练习手法，才能发挥其纠正解剖位置失常、改善有关系统的内能、调节脏腑功能的作用。

操作者在施术时必须凝神定志，集中精力，心无旁骛，仔细体会痧疗器具下的感应，随时调整手法。而患者要选择感觉舒适、肌肉放松，且能相对保持较长时间的治疗体位。《素问·宝命全形论》说："凡刺之要，必先治神。"针灸学家窦汉卿说："目无外视，手如握虎，心无内慕，如待贵人。"《针灸大成·针邪秘要》说："定神，谓医与患者各正自己之神，神不定，勿刺。神已定，可施。"这些论述都强调了医患双方的精神状态在针刺过程中的重要性，对于痧疗也有同样重要的意义。

第一节　概　述

鍉圆针系统痧疗手法是在中医理论指导下，借助痧疗器具，按照各种特定的技巧动作，在人体某个部位的体表做有规律、有节奏的刮、按、揉、拨等运动，以达到治疗目的的方法。其治疗主要以"调和阴阳，扶正祛邪"为原则，为了达到这一目的，须遵循"补虚泻实"这一基本法则。具体内容包括运用器械操作的快、慢、轻、重、次数等因素，在临证时选择运用，从而取得补虚泻实之功效，使疾病早日痊愈。

一、鍉圆针系统痧疗手法基本要求

手法的最高境界是人械合一。器械就是人手，人手就是器械，痧疗器具不过是手的延伸。因此，鍉圆针系统痧疗手法基本要求是稳准、持久、有力、均匀、绵柔、渗透。

1. "稳准"是指根据经络腧穴和治疗部位，精准选择器具且灵活把握住手中的器具。

2. "持久"是指手法能够持续运用一定时间，保持动作和力量的连贯性。

3. "有力"是指手法借助器械透过皮肉到达筋骨必须具备一定的力量，并根据治疗对象、体质、病证虚实、施治部位和手法性质而变化。

4. "均匀"是指手法动作的节奏、频率、压力大小要稳定，不能忽快忽慢，忽重忽轻。

5. "绵柔"是指手法动作绵长而灵活，力量柔和，痧疗器具在皮肤上往返连贯，不能用滞劲蛮力或突发暴力，要"轻而不浮，重而不滞，往返连贯，行云流水"。

6. "渗透"是指手法形成一种渗透力，力量深达体内，使机体得气，如春雨润物。正如《医宗金鉴·正骨心法要诀》所说："法之所施，使患者不知其苦，方称谓手法也。"

以上六项要求是密切相关、相辅相成的。持久才能使手法逐渐渗透有力，均匀协调的动作可使手法更趋绵柔，而力量与技巧相结合则使手法既有力又柔和，即所谓"刚柔相兼"。在鍉圆针系统痧疗手法的掌握中，器触于外，巧生于内，器随心转，法从手出，器具是基础，手法技巧是关键，两者必须兼有。

二、鍉圆针系统痧疗手法的特点

1. 易学难精

痧疗手法本身具有易学难精的特点。很多痧疗与罐疗著作中关于手法的量化、操作方法和手法命名等具体描述存在着模糊状况，再加上现在普遍存在着同法异名和同名异法的现象，只是单纯地采用文字形式对手持一块刮痧板手法进行多样化描述，很容易出现理解方面的差异。所以，必须将完整的痧疗手法文献数据库建立起来，并且对其他学科的研究方法和成果加以利用，对毫针针刺法的发展模式进行借鉴，最终能够全面实现鍉圆针系统痧疗手法的标准化、规范化和量化。

2. 变速与匀速相结合

在痧疗治疗整个过程中，痧疗器具运动位移的方式、速度大小和方向不断改变，属于变速运动。但是直线刮拭局部时，需要保持匀速运动，刮按揉穴位点尽量角速度不变，因为运动力会随速度的变化而变化，即速度直接影响合力，合力又直接影响加速度。

3. 矢量与标量一致

痧疗器具位移描述的是在某一时间间隔内，痧疗器具位置变动的大小和方向，位移与时间间隔相对应。标量是痧疗器具在患者皮肤上刮拭运动轨迹的长短，位移矢量与刮拭长度标量保持一致，是影响患者感受舒适度的重要因素之一。

第二节 基本操作手法

一、根据力量大小分类

1. 轻刮法

痧疗操作时，痧疗器具接触皮肤下压刮拭的力量小，患者无疼痛及其他不适感觉，为轻刮法。轻刮后皮肤仅出现微红，无瘀斑。此法宜用于病情轻浅表证、年老体弱及辨证属于虚证的患者。

2. 重刮法

痧疗操作时，痧疗器具接触皮肤下压刮拭的力量较大或配合点按、压、刺手法，以患者能承受为度，为重刮法。此法宜用于腰背部脊柱双侧、下肢软组织较丰富处、青壮年体质较强者及辨证属于实证、热证者。

轻刮、重刮的力度可分浅、中、深三部。如果一个穴位深一寸半，那么五分为浅部；一寸为中部；一寸半为深部。浅部刺激刮至皮，皮为卫气所行，刮之可出阳气之邪，多治疗近部局部病变，尤其新病表证者；中部用力刺激至皮与分肉之间，为营气之所行，刮之可出阴邪，治疗营血病位已深的疾病；深部用力以入分肉之间，为谷气所行，刮拭可调正气，治疗病位较深的疾病（图5-1）。

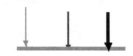

图 5-1 轻刮、重刮力度浅、中、深三部示意图

二、根据移动速度分类

1. 快刮法

快刮法指刮拭的频率在 120 次 / 分以上，主要用于刮拭背部、四肢及肌肉起止点周围、小腹部。此法宜用于体质强壮辨证属于急性、外感病证者。

2. 中速刮法

中速刮法指刮拭的频率在 30 ～ 120 次 / 分，主要用于刮拭背部、四肢及肌肉起止点周围、小腹部。此法宜用于体质强壮或慢性病正气较盛，辨证属于亚急性、外感病证者。

3. 慢刮法

慢刮法指刮拭的频率在 30 次 / 分以内，主要用于刮拭头面部、胸部、腹部、下肢内侧等部位。此法宜用于体质虚弱者，以及辨证属于慢性、体虚内伤病证者。

4. 颤刮法

颤刮法指用痧疗器具与体表接触，向下按压，并做快速有节奏的颤动，频率在 100 次 / 分以上，或在颤动时逐渐移动痧疗器具。此法宜用于痉挛性疼痛的病证，如胁痛、胃痛、小腹痛和小腿抽筋等。

三、根据刮拭方向分类

1. 直线刮法（图 5-2）

直线刮法是用痧疗器具在人体体表进行有一定长度的直线刮拭。此法宜用于身体比较平坦的部位，如背部、胸腹

图 5-2 直线刮法示意图

部、四肢部。

2. 弧线刮法（图5-3）

弧线刮法是刮拭方向呈弧线形，刮拭后体表出现弧线形的痧痕，操作时刮拭方向多循肌肉走行或根据骨骼结构特点而定。此法宜用于胸背部、肋间隙、肩关节和膝关节周围等部位。

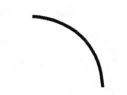

图5-3　弧线刮法示意图

3. 逆刮法（图5-4）

逆刮法指与常规的刮拭方向相反，从远心端开始向近心端方向刮拭。此法宜用于下肢静脉曲张、下肢浮肿者，或按常规方向刮拭效果不理想的部位。

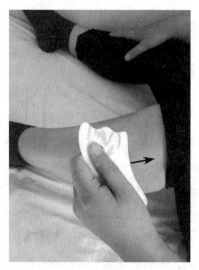

图5-4　逆刮法

4. 旋转刮法

旋转刮法指操作时围绕治疗部位做有规律的顺时针、逆时针方向旋转刮拭，力量适中，不快不慢，有节奏感。此法宜用于膝关节髌骨周围、肘关节及肩关节部位。

5. 聚焦线刮法（图 5-5）

此法用于女性乳房周围，从乳根周边，沿乳腺管走行方向，以聚焦线刮向乳头，疏通乳腺经络气血。

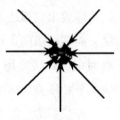

图 5-5　聚焦线刮法

6. 螺旋线刮法

以 1、2、3 号痧疗器 A 端按于患者相应部位，从周边向中心旋转按揉，刮拭线条是二维螺旋线，器具的边缘用力。此法宜用于腹部肚脐周围、命门穴及八髎穴部位。

四、根据刮拭位移长宽度分类

1. 长线法（图 5-6，图 5-7）

将 1、2、3、5 号痧疗器 A 端或 4、7 号痧疗器 B 端的弧形边与体表接触，呈 30°～ 90°角，轻轻按压，做平行于皮肤的长线往返运动，同时往身体下方用力，返回力度轻浅，可直接在皮肤表面施以刮法，亦可隔一层纯棉织物实施，一般单次平移距离 10cm 以上。此法宜用于大面积部位的刮拭，如腹部、背部和上下肢等。本法操作以皮肤微红为度，一般不出"痧"，更不要刮出皮下出血，但有些热病实证患者，轻轻刮拭很容易"出痧"，为治疗中必然现象，说明热（实）邪已从皮肤透出。

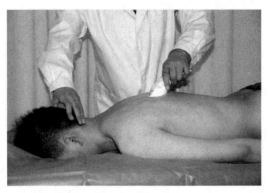

图 5-6　长线法

2. 短线法（图 5-7）

将 4、7 号痧疗器 B 端的弧形边与体表接触，呈 30°～ 90° 夹角，轻轻按压，做平行于皮肤的短线运动，一般单次平移距离 10cm 以内，可直接在皮肤表面施以刮法，亦可隔一层纯棉织物实施。此法宜用于大面积部位的刮拭，如腹部、背部和下肢等。本法操作以皮肤微红为度，一般不出"痧"，更不要刮出皮下出血，有些热病实证患者，轻轻刮拭很容易"出痧"，为治疗中必然现象，说明热（实）邪已从皮肤透出。

图 5-7　长线法与短线法示意图

3. 丫线法（图 5-8）

应用 4 号痧疗器 A 端中点对准督脉循行线路，器具可作用于人体夹脊沿线；或用 11 号痧疗器 A 端对准腹部、背部、四肢经络，器具沿经络循行路线做"丫"形线性刮拭运动。

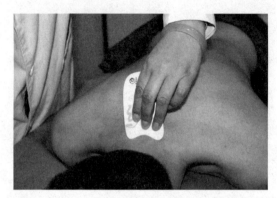

图 5-8 Y 线法

五、根据刮拭局部面积和力度分类

1. 点按法（图 5-9）

手持 11 号痧疗器，腕部发力，用痧疗器 B 端直接点按穴位或相应部位，每次点按力量由轻至重，以患者能承受为度，保持数秒后力量由重到轻抬起，重复操作 5 ~ 10 次。此法适用于全身各部位，尤适用于四肢远端小关节的压痛点、肌肉薄弱处的穴位，或刮拭力量不能深达或不宜直接刮拭的骨骼凹陷部位，如攒竹、鱼腰、水沟、列缺和背部脊柱棘突之间等。

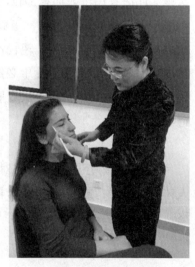

图 5-9 点按法

2. 点压法

手握 7、8 号痧疗器，上臂发力，用痧疗器 B 端直接点按压穴位或部位，肥胖患者，术者可双手握持器具，以身体重量施力点压部位。压力要平稳缓和，力量由轻至重，以患者能承受为度，不可突发暴力；保持数秒后快速抬起，重复操作 5 ~ 10 次。此法宜用于肥胖者，或肌肉丰满处的穴位，或边刮力量不能深达，或不宜直接刮拭的骨骼关节凹陷部位。

3. 点刺法（图 5-10）

以 1、2、3 号痧疗器 B 端，或 12 号痧疗器 A 端作用人体腧穴、耳穴、手心、足底，垂直于皮肤表面施力。本法较点压法力点集中，患者感觉明显。

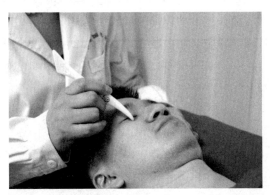

图 5-10　点刺法

4. 点揉法（图 5-11）

用 8 号痧疗器 B 端吸附于一定的治疗部位，做轻柔缓和的环旋运动，并带动该部位的皮下组织。操作时痧疗器应紧贴皮肤而不移动，频率为 50 ~ 100 次 / 分。点揉法受力面积小，宜用于太阳、曲池、足三里、内关、太冲、涌泉、三阴交等穴位。

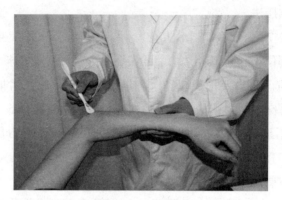

图 5–11　点揉法

5. 团揉法（图 5–12）

用 1、2、3 号痧疗器 A 端吸附于一定的治疗部位，做轻柔缓和的环旋运动，并带动该部位的皮下组织、肌肉组织及脏腑组织。操作时痧疗器应紧贴皮肤而不移动，动作要有节律性，频率为 100 ～ 200 次 / 分。团揉法受力面积大，宜用于腹部、腰背部、臀部、四肢。

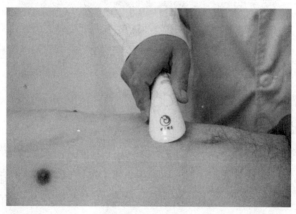

图 5–12　团揉法

6. 弹拨法（图 5–13）

用 4、5、7、8、10、11 号痧疗器 B 端在人体肌腱、经筋附着处或特定的穴位处，利用腕力进行有规律的点压、按揉。深按程度依病变组织而定，一般要深按至所需治疗的肌肉、肌腱或韧带组织，待出现酸胀、疼痛感后，再做与上述组织呈垂直方向的往返拨动。操作时手法轻柔，力量适中，速度较快，每个部位宜弹拨 3 ～ 5 次。此法宜用于骨关节、韧带粘连的病理性结节或扳机点等处的疼痛。

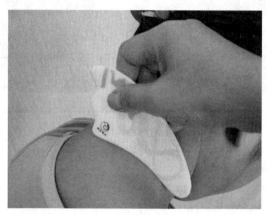

图 5–13　弹拨法

7. 梳经法（图 5–14）

用 5、6 号痧疗器 A 端从前额发际处及双侧太阳穴处向后发际做有规律的单方向刮拭，或刮拭双手五指、双足五趾。痧疗器与体表呈 30°～ 90° 角，动作宜轻柔和缓，如梳头状，故名梳经法。此法宜用于脱发、头痛、头晕、疲劳、失眠、精神紧张、屈指肌腱腱鞘炎等。

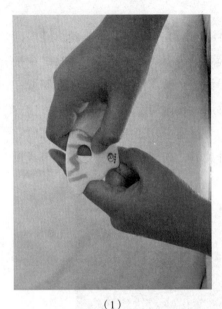
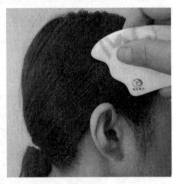

（1）　　　　　　　　　　　　（2）

图 5–14　梳经法

8. 空叩法

手握 1、2、3 号痧疗器 B 端，利用腕力或肘部关节之活动，使痧疗器 A 端侧面在体表进行有规律的击打，速度均匀，力度和缓。此法宜用于肩背腰部及四肢部位。

叩击时，瞬间冲击的反作用力因器具拱形空腔结构得到缓冲，这一过程使叩击的作用时间延长，既发挥了一般拍打叩击法的冲击振荡作用，又由于缓冲过程而使手法具有柔和性，使患者感到舒适，无明显的体表痛感。根据患者体质、病情和施术部位，可用单手或双手持器具，按照各种不同的节律、速度和强度施术。节律可分为均匀节律和不均匀节律两种。与其他手法一样，确定本法的强度是以患者的感觉为依据，即接近患者的耐受极限而又不使术后产生不适感的刺激量为重度，使患者感到刺激轻微而有轻松感的刺激量为轻度。

9. 啄木法

以腕关节的屈伸为动力，以 1、2、3、11 号痧疗器 B 端为着力点，对准施术部位做一起一落、有节律的急点急撤的一种点按方法，形如啄木鸟用坚硬的嘴在树干上有节奏地敲打，每啄 1 次的速度为 1～5cm/s，频率为 1～5 次／秒，可单手操作，亦可双手持械对称部位同时操作。此法的刺激强度较其他手法强，不易出痧，无痛感，多用于痹证和面部五官的病证。

10. 摩擦法（图 5–15）

将 1、2、3 号痧疗器 A 端或 5 痧疗器 B 端附着在体表的一定部位，与皮肤直接紧贴，或隔衣或布进行有节律的旋转移动，或直线往返移动，使皮肤产生热感。本法宜用于麻木、发凉或绵绵隐痛的部位，如颈项部、肩胛内侧、背部、腰部、腹部及上臂、大腿，也可用于痧疗前后患处的放松。

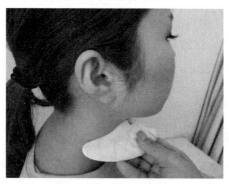

图 5–15　摩擦法

11. 滚摩法

用 1、2、3 号痧疗器作用于人体颈项部、臀部及上下肢肌肉丰厚的部位，术者双手通过推动器具在体表滚动，旋转动作，往返于作用部位。滚动频率为 120 ～ 160 次 / 分。本法舒筋活血，解痉止痛，松解粘连，滑利关节，主治风湿关节酸痛、肌肤麻木、肢体瘫痪、运动功能障碍等。

六、根据使用器械温度分类

1. 点焠法

右手平持 12 号痧疗器，痧疗器 B 端下垂，加热至 90 ～ 100℃，然后在腧穴或压痛点、扳机点、痤疮毛囊炎正中部位等焠之。本法是借痧疗器热力和经络的传导作用，对疾病起到"外惹内效"之功。热刺激深透肌腠，以起到调和营卫、疏风散表、解郁开胸、温通经脉、行气活血、通痹止痛、泄邪扶正的作用。本法继承灯火灸疗法之优势，应用新材料、工艺、手法，具有施术简便、起效迅速的特点。

操作要点：一近皮肤即提起，手法须灵捷，勿致灼伤肌肉。治疗痹证时，在扳机点、压痛点焠后即刻轻刮周边组织。

注意事项：面部及五官区域、大血管及重要器官、黏膜附近，不宜施点焠法。小儿皮肤娇嫩，应用本法时取穴宜少，温度要低。

2. 温熨法

将痧疗器和罐具加温至人体能够接受的热度，刮拭相应部位，计时一般不少于 20 分钟。本法适用于寒证、虚证、血瘀证，温经通络效果非常好。本法亦可与摩擦法结合运用。

3. 凉抹法

凉抹法的作用与温熨法相反，二者常配合使用。冷热交替的刺激使血管一张一缩，调节腠理开阖，从而增加血管的弹性和对刺激的耐受力，改善机体络脉循环和营养状态。本法常用于面部皱纹、色斑美容。在一些肿痛部位，凉抹低温可减少出血，消除水肿。

操作要点：用两个保温容器，一个盛 0℃的冷水，一个盛 40～50℃的热水。刮痧器施术端交替在冷热容器中改变温度后刮拭 10～20 次，最后施以温熨法结束。

七、面部常用手法

1. 抹刮法（图 5–16）

以 8、10 号痧疗器 B 端，或 11 号痧疗器 A 端，或 12 号痧疗器 B 端接触皮肤，使用腕力做单方向刮拭。根据治疗需要，单手或双手各持 1 个器具，注意双手动作要协调、灵活，手法平稳，力量均匀，移动平滑，接触面积大。本法宜用于面部眼睑周围、额部、颧部、咽喉部及全身骨性标志周边的穴位小范围刮拭。

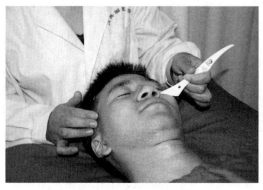

图 5–16 抹刮法

2. 点振法（图 5-17）

用 10、11 号痧疗器 B 端，或 12 号痧疗器 A 端接触皮肤，器械不离开皮肤，压一下松一下，连续压 5～10 次。本法的特点是着力即起、压而不实、力到即止。这一点与点压法不同。本法宜用于区域较小、不适合重力按压的穴区，如承泣、睛明、迎香等。

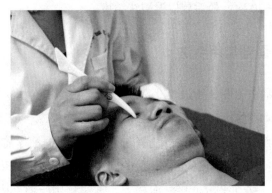

图 5-17　点振法

八、特殊手法

1. 蝶飞法

蝶飞法又称双刮法。双手各握 1 个痧疗器，同时刮拭点按揉两个对称部位，或在同一部位双手交替刮拭。本法要求双手均匀用力，平稳操作，宜用于面部、头部、颈项部。

2. 揪痧法

揪痧法又称扯痧法、挤痧法，五指屈曲，用食指、中指的第 2 指节或食指、拇指夹持施术部位，将皮肤与肌肉揪起，或撕扯特定部位，迅速用力向外滑动再松开，一揪一放，直到皮肤出现紫红色或瘀点。本法宜用于头面部的印堂、颈部天突和背部夹脊穴等部位。

3. 挑痧法

挑痧法又称放痧法。实施痧疗后，皮肤出现明显凸起的瘀斑、痧疱或青紫肿块，酒精棉球消毒后，用 9 号痧疗器 B 端按压需要挑痧部位的皮肤，进针部位在 9 号痧疗器 B 端中心，用三棱针或一次性采血针头紧贴皮肤平刺，放出瘀血少许。术后用碘伏消毒，并用胶布或创可贴加压固定。本法宜用于腘窝、太阳穴等处的浅表静脉扩张之瘀血，也可用于中暑、急性腰扭伤、下肢静脉曲张等。三棱针的操作应符合相关规范要求。

九、与痧疗配合的方法

1. 刮拔法

痧疗与罐疗配合使用，先刮拭，然后在刮拭部位行闪罐、留罐或走罐交替使用。本法宜用于背、腹、下肢不易出痧的部位，治疗肥胖、颈肩痛、腰背痛及失眠、痤疮、疲劳等。拔罐的操作规范应符合中华人民共和国国家标准《针灸技术操作规范　第 5 部分：拔罐》（GB/T 21709.5—2008）的要求。

2. 痧疗按摩法

痧疗与按摩疗法配合使用，一般先按摩后刮痧，也可先刮痧后按摩。本法宜用于颈部、背腰部及四肢部位。按摩后刮拭，可以增强按摩的效果，容易出痧；刮痧后如果没有出现痧点、痧斑，也可即刻配合按摩，增强治疗效果；如果刮痧后痧斑较多，按摩需在 48 小时后进行，可以促进血液循环，利于痧斑吸收，提高效果。

除此之外，经临床辨证，痧疗还可与毫针、针刀、艾灸、中药等疗法配合使用，以提高效果。

第三节　痧疗补泻作用手法

一、痧疗补泻作用手法分类

不同的操作方式，对穴位、经络、部位有不同程度的刺激量，使机体内部得到调整，达到扶正祛邪之功效，此乃补泻作用手法的含义。在人体皮肤表面施术，虽无直接物质（药物）进入人体内部，但大量临床实践证明，痧疗运板技巧的正确使用确有促进机体功能兴奋和/或抑制机体功能亢进的作用。痧疗运板技巧是补虚、泻实之关键。

临证痧疗补泻作用手法的选择及通调原则的制定，主要是根据患者的证情之虚实和邪气之盛衰，从而有针对性地施行补、泻、通调运板之法，以使病愈。痧疗手法是产生补泻作用，促使机体内在因素转化的主要手段。临证时，必须正确地掌握补泻原则，正确使用器具技巧，也就是在经络腧穴理论指导下，充分发挥痧疗集行气、催气、调气于一身的调节经络之气的作用。

1. 补法

刮拭点按压力小，速度慢，频率低，动作轻柔，每一板的刺激时间较长，辅以具有补益及强壮功能的穴位、经络、部位，能使人体正气得以鼓舞，使低下功能恢复旺盛，包括轻刮、慢刮、点按、点揉、温熨等法。补法宜用于年老、体弱、形体瘦弱之虚证者，有调和气血、健脾和胃、温中益气、疏通经络等作用。

2. 泻法

刮拭按压力大，速度快，频率高，每一板的刺激时间短，辅以具有疏泄功能的穴位、经络、部位，能疏泄病邪，使亢进的功能恢复正常，包括快刮、重刮、点压、点刺、凉抹、啄木、点焠等。泻法宜用于年轻、体壮、形体壮实的实证者，有温经止痛、活血化瘀、泄热凉血、开窍醒脑、祛瘀消肿、祛风散寒等作用。

3. 平补平泻法

平补平泻法又称平刮法，有3种刮拭手法：第一种为按压力大，速度慢；第二种为按压力小，速度快；第三种为按压力中等，速度适中。3种手法根据患者体质而灵活选用。按压力中等、速度适中的手法，患者易于接受。平补平泻法是介于补法和泻法之间的一种通调经络气血的方法，包括梳经法、空叩法、滚摩法等，宜用于正常人保健或虚实兼见证的治疗，有疏经活络、平衡阴阳等作用。

二、补泻手法应用原则

补法、泻法、平补平泻手法具体应用原则如下。

1. 正虚邪盛

治宜扶正祛邪。手法是补泻兼施，如隔日治疗者，一天用重手法，一天用轻手法。适应证如痹证、腰痛（腰肌劳损）、肝阳上亢所致失眠等。

2. 正实邪盛

治宜祛邪。手法是泻实，如每日治疗者，连续两次用重手法，第三次用轻手法。适应证如早期带状疱疹、风热感冒、腰椎间盘突出症等。

3. 病久体虚无力

治宜补益气血。手法以补为主，可以各种补的手法交替进行。适应证如贫血、胃虚（胃下垂）、便秘和虚损等。

4. 平人保健

平人保健可以应用各种痧疗补益手法调理全身，温润经络、气血，操作时要求轻柔和缓，不宜过重刺激。

三、补泻手法与其他疗法的复合运用

补与泻只是两个相对的基本概念，将痧疗和其他中医疗法相结合，可以起到平补平泻或是加强补泻的作用。

1. 痧疗后在要穴处施以温灸者为补法

灸法有温经、疏风、散寒、扶正补虚、温阳济阴的功用。《灵枢·经脉》在每条经脉循行、病候之后均提出"为此诸病，盛则泻之，虚则补之，热则疾之，寒则留之，陷下则灸之，不盛不虚以经取之"。《灵枢·官能》说："阴阳皆虚，火自当之。"《素问·阴阳应象大论》说："形不足者，温之以气。"温补的大法也包括灸法。艾灸以温阳扶正补虚为主，临床多用于补法，尤适用于寒证或虚证患者。

2. 痧疗与刺络、罐疗结合者为泻法

《素问·皮部论》说："凡十二经络脉者，皮之部也。"皮部是十二经脉及其所属络脉在皮表的分区，也是络脉之气散布的所在。而痧疗施术的主要部位在十二皮部。因此，将皮部痧疗与刺络、罐疗相结合，可以使出血更充分，邪气从血而出以治其标，使恶血尽则邪尽疏散，从而有效改善血液循环、祛瘀生新、调整

脏腑功能以治其本，实现气血阴阳的平衡。

3. 痧疗与闪罐配合使用为补泻兼用

痧疗与闪罐配合使用则使病变部位的经络充分疏通，松解粘连。具体操作方法为先轻缓痧疗，然后在刮痧的部位行轻柔闪罐吸拔按揉，再刮拭。本法用于背部、腹部和上下肢部位的扳机点筋膜粘连处。

4. 痧疗与按摩疗法配合使用为补泻兼用

痧疗与按摩疗法配合使用，可先按摩后刮痧，也可先刮痧后按摩。本法宜用于颈部、背腰部及四肢部位。按摩后刮痧，可以增强按摩的效果；刮痧后按摩，可以促进血液循环和痧斑吸收，提高效果。

综上所述，痧疗补泻手法是根据体质、机体功能状态及所选穴位、经络、部位之性质，采取不同的操作技巧而实现的。《灵枢·通天》说："古之善用针艾者，视人五态，乃治之。盛者泻之，虚者补之……太阴之人，多阴而无阳，其阴血浊，其卫气涩，阴阳不和，缓筋而厚皮，不之疾泻，不能移之。"任何一种治疗手段，都是在优势刺激量范围内才能获得最佳疗效，太过或不及均不可取。鍉圆针系统痧疗是多变量集合，临床实践证明，手法太重、出痧过多会伤及皮肉筋骨，手法太轻则不能达到渗透，没有一定刺激量，便不可能达到气至病所的刺激阈值，亦无疗效可言。

除此之外，任何一种操作手法与补泻效应之间受到很多因素的影响，存在不确定性，随着机体状态等的改变，它们之间的关系也可能发生改变，绝不能只强调某一方面因素的作用而忽视其他方面因素的作用。尤其要注意防止 3 种倾向：一是片面强调各种手法，而不考虑身体功能状态和经络腧穴的作用；二是只强调机体功能状态和经络腧穴作用，而不重视采用适宜的痧疗手法；三是只强调手法和辨识机体功能状态，而忽视器具的精细化结构功能。这三种倾向都是注重某一方面，而忽略了整体，均难以达到补虚或泻实的效应，也难以达到治疗的效果。所以，鍉圆针系统痧疗综合考虑各种影响疗效的因素，多变量集合控制在相同的情况下，从而达到良好的治疗效果。

第六章　鍉圆针系统痧疗辨证论治方法

　　鍉圆针系统痧疗的适用范围广泛，内、外、妇、儿、骨伤、五官等各科疾病无不涵盖其中，故临床上要求必须以中医基础理论为指导，通过四诊合参，运用八纲辨证、卫气营血辨证，结合现代医学的基本理论及必要的物理检查、实验室检查等手段，全面了解患者的全身情况和局部症状，结合人体解剖学、组织胚胎学、生物化学等方面的知识，并与痧疗临床诊断所特有的望、触、叩、听，以及经络辨证相结合，根据四诊所收集的资料、经络腧穴仪器探测信息和痧疗施术部位痧象变化，诊察病情、判断病种、辨别证候。通过分析综合，辨清疾病的病因、性质、部位，以及邪正之间的关系。以辨证施治和辨病施治相结合的原则为指导，确定选择相应的部位，采取相应的治疗手法和器具介质，确定治疗时间，判断疗程及预后等。

　　清代韩凌霄《瘟痧要编》曾说痧疗须先辨明内伤、七郁、外感、六淫方下手；先认清是何病名，不致乱治；先辨明五脏六腑，何者阳虚，何者阴虚，不致有虚虚实实之谬；要脉理精准，七表八里九道；或正克，或反克；或子来扶母，或母来益子，不可胡乱施治。中医辨证和论治是诊治疾病过程中相互联系不可分离的两部分。辨证是决定鍉圆针系统痧疗的前提和依据，痧疗（论治）是调整人体功能状态的手段和方法。辨证论治是认识疾病和解决疾病的过程，也是鍉圆针系统痧疗理论与实践相结合的体现，是指导其临床工作的基本原则。

中医四诊及八纲辨证等详细内容，可参阅相关书籍。本章仅介绍鍉圆针系统痧疗临床常用的辨证论治方法。

第一节　八纲辨证论治

八纲，即阴阳、表里、寒热、虚实证候归类的八个纲领。鍉圆针系统痧疗八纲辨证论治就是以望、闻、问、切四诊所获得的临床资料为依据，对病变的病位、病性、正邪关系等情况进行综合分析，用以指导鍉圆针系统痧疗的具体应用。八纲也是各种辨证论治的总纲。

疾病的表现虽然复杂，但是基本上都可用八纲加以归纳。就病位深浅而言，不在表，就在里；就疾病的性质而言，不是热证，便是寒证；就邪正关系而言，不是正虚，就是邪实。在八纲中，总的方面分为阴证和阳证两大类，其他六纲又可以阴阳两纲加以概括，即表证、热证、实证为阳证；里证、寒证、虚证为阴证。

一、表里辨证论治

表里指病变部位的内外深浅和病情传变、转化的趋势。六淫外邪侵袭人体病位较浅时，多为表证。一般表现为恶寒发热、脉浮等。凡辨证认为表证者，在鍉圆针系统痧疗时以解表为主。解表治疗分为 3 种方法：一是太阳皮部解表法。基本操作为使用 1、2、3、4 号痧疗器 A 端在太阳皮部施以轻刮法。刮后皮肤微红，汗出热退，为表虚证；刮后皮下显现红色小点，俗称"出痧"，为表实证。二是手太阴经络解表法。基本操作为使用 1、2、3 号痧疗器 A 端在上肢手太阴经循经施以叩法，以汗出为度。三是腧穴点压法。基本操作为使用 11 号痧疗器 B 端在风池、风府、列缺、迎香等穴位进行点按或点压，通过穴位传导到达相应经络、脏腑，祛除邪气，解除表证。

里证表现为脉沉、无恶寒。里证病情多样，变化多端，一般分为里虚证、里实证、里寒证、里热证。在实施鍉圆针系统痧疗时，治疗里虚寒证多采用温熨法和团揉法，既逐寒又补虚，多用于虚寒之腹痛泄泻、胃脘不适、风寒痹证、手足痿软等。治疗里实热证多采用相应经络刮法。刮法祛邪实、清里热效果较好，通过刮法，实邪自里向表透出，驱邪有出路，邪除热自消。凡治疗里虚热证多采用腧穴空叩法和凉抹法。由于虚热证多表现为口干咽燥、虚烦不眠、潮热、盗汗、脉细等，久病伤阴，故治疗要以缓、轻、柔、滋为要。腧穴空叩法可濡养经气，滋补津液血脉，以缓取效。里实寒证多采用点压法、点刺法，可深入机体较深部位，对里证邪实重者效果尤佳。

二、寒热辨证论治

寒热是指疾病的性质而言。寒证是阴气过盛或阳气不足，无力抵御阴邪而致病。病位在表或在里，病情有虚也有实。热证是阳气过盛或阴气不足而导致的病证，有表热、里热、虚热、实热之分。鍉圆针系统痧疗治疗寒证多采用寒者温之的方法，操作常用温熨法和团揉法。治疗热证多用清法，操作常用重刮法和凉抹法以清热，疗效显著。表寒、里寒、表热、里热论治方法前面已有叙述。

三、虚实辨证论治

虚实指机体正气的盛衰和病邪的消长。《素问·通评虚实论》说："邪气盛则实，精气夺则虚。"可见虚为正气不足，泛指机体脏腑、经络、卫气营血的不足及阴阳偏衰的一系列病证。虚证虽是正气不足，而邪气也不盛；实为邪气有余或正气不衰而病邪抗争的表现及阴阳偏盛的一系列病证。

辨别虚实，是治疗采用扶正（补虚）或攻邪（泻实）的依据。对于虚证，本着"虚则补之"的原则，鍉圆针系统瘀疗取缓、柔操作手法，如轻刮法、温熨法、点揉法等。对于实证，泻实攻邪是主要治疗方法，所谓"实则泻之"，鍉圆针系统瘀疗多用重刮法、空叩法、点压法、点刺法、弹拨法等刺激强烈的手法，可以消除邪实，迅速到达病所。

四、阴阳辨证论治

阴阳是辨别疾病性质的两纲，是八纲的总纲。一般表、实、热证属于阳证；里、虚、寒证属于阴证。当然，在临床症状出现时也会有假象存在，如看似阴证实为阳证，或看似阳证实为阴证。鍉圆针系统瘀疗的特点之一就是无论真假阴阳病证，用之均无治反之说，关键是补泻手法的选择。

附：八纲辨证鍉圆针系统瘀疗歌诀

阳：实证、热证病在表、在腑，泻法重点快刮刺；阴：虚证、寒证病在里、在脏，补法轻刮平补点按揉。

表：病在皮毛、腠理、经络，用轻刮；里：病在肌肉、脏腑、筋骨，宜重刮。

第二节　卫气营血辨证论治

卫气营血辨证，是将外感温热病发展过程中所反映的不同病理阶段，分为卫分证、气分证、营分证、血分证 4 类，用以说明病位的浅深、病情的轻重和传变规律，并指导临床治疗。

就其病变部位而言，卫分证主表，邪在肺与皮毛，以鍉圆针系统痧疗轻刮透表为先。例如，患者外感风热、暑热，出现发热、微恶风寒、少汗或无汗、舌边尖红、脉浮数，伴头痛、咳嗽、口干微渴、咽喉肿痛等症，用 1、2、3 号痧疗器轻刮背部督脉和膀胱经背俞穴。

卫表失治，邪客肌表，向里传变，多形成气分证候，亦有初感则温热邪气直入气分而成。气分证，病在胸膈、肺、胃、肠、胆等脏腑，正盛邪实，阳热亢盛，邪正剧争，故宜用重刮法解卫分之邪。

若卫气失治，邪入渐深，病邪内陷，心神被扰，鍉圆针系统痧疗宜选用重刮加放痧（挑痧）法，适当配合药物，以防内攻劫灼营阴；如病邪已深入血分，留阻于脏腑经络之间，表里壅遏，气血不通，须先用药物调畅气血，根据证候虚实，外施轻刮或重刮加放痧法。

关于适用阶段，清代郭志邃在《痧胀玉衡》中说"肌肤痧，用油盐刮之""血肉痧，看青筋刺之""脏腑痧，则刮放之，外用药以济之"。"凡气分有痧宜用刮，血分有痧宜用放，此不易之法。至脏腑经络有痧，若昏迷不醒等症，非放刮所得治，兼用药疗之，无足怪也"。由此可见，古代医家早已在辨证诊断明确的基础上选择痧疗，即首先收集四诊信息资料，进行卫气营血辨证，施治配伍缓解症状，防止传变，迅速起到急救的作用，而不是随心所欲地"刮"，更不是为出痧而刮拭。

第三节 痧 诊

一、痧诊的定义

现代意义上的"痧"代表痧象，是指经规范刮拭、按揉、吸拔治疗后在相应部位皮肤上所出现的颜色形态充血性改变，属于正常反应，数天后自动消失，不需要特殊处理。

痧诊有广义和狭义之分。广义的痧诊是实施痧疗过程中通过寻、摸、按、揉、压触诊检查确定经络、腧穴在人体有病理变化时肌肤的凸起、凹陷，或穴位处所呈现的大小不等、质地不一、形态多样的条索状结节变化，望诊观察施术部位所显现的皮肤色泽改变、寒温感觉、瘀斑面积等；红外线可以检测到施术部位皮温增高、热图像及血流改变。痧象思揣内外既可丰富中医四诊辨病与辨证的信息，又是指导精准系统痧疗的重要依据。

狭义痧诊是通过观察规范的刮痧后体表充血、瘀血等痧象变化特征，协助推断疾病的性质、部位及与脏腑的关系。鍉圆针系统痧疗具有诊、治、防同步的功能，除治疗和养生保健作用，还有协助辨证的作用。

二、痧诊的原理

1. 中医学原理

实施痧疗过程中，被刮拭吸拔的部位会出现不同的痧象，可伴有患者不同程度的疼痛及术者器具下的肌张力异常感、条索、结节状物等阳性反应。基于中医理论，十二经脉内属脏腑、外络肢节，脏腑有病必然通过经络反映于体表，以其特殊的阳性反应通过不同痧象而表现出来，可为临床判断患者的体质、病位、病性、病情、疾病转归提供思路。

2. 西医学原理

痧点、痧斑，简而言之就是皮肤对痧疗刺激产生的多样反应，既有神经的轴突反射使毛细血管扩张，也有毛细血管的损伤使皮下出血，从而导致皮肤颜色和形态发生变化。刮、拔后常见的皮肤变化包括体表局部组织潮红、红色、紫红色、暗青色或青黑色、紫黑色片状或点片状皮斑，小点状紫红色疹子，并常伴有不同程度的温热感。

局部组织或生物全息相对应的器官功能异常，全身代谢功能失调，微循环障碍，筋膜粘连等引起施术部位血管壁脆性增加，毛细血管扩张及通透性增加，在一系列机械力作用下，衰老、损伤脆性增加的微循环毛细血管、淋巴管及血细胞破裂，导致紫癜或出血出现，引发组织再生。

三、辨痧象

"痧"是许多疾病的共同表现，实质是许多疾病共有的"病理现象"而已。临床上多种疾病和证可以自动出现痧象。因此，本人根据痧象出现的原理，分为正常痧象、病理性痧象及创伤性出痧三大类。熟练区分其中的差别，对保障锟圆针系统痧疗临床疗效及安全性有重要意义。

1. 正常痧象

通过适当的生物力学物理刺激肌肤而出现潮红或有瘀血、斑点的痧象，部分患者受术部位无变化。患者感觉局部或全身舒适温煦；术后无痛苦，皮肤无损伤；痧点、痧斑处无不适，无触痛；1～7天颜色恢复正常。

2. 病理性痧象

无损伤出现自发性皮下出血或轻微触碰即可发生大块皮下出血，属于病理性痧象。皮下弥漫性出血是一切出血性疾病在体表的病理性反应，没有人为的因素，是患者自身因出血病因而发，一般患者无自我感觉。

引起皮下出血的原因有血管因素、血小板因素、凝血与抗凝血因素3类。当血小板数量或质量异常时，常易导致皮肤、黏膜出血；血液中凝血因子或抗凝血因子失常，也可引起皮肤大片瘀斑；血管壁先天缺陷如遗传性出血性毛细血管扩张症，由于血管局部脆性增加，因而常在同一部位反复出血。经常自发出现皮下出血者应进一步查明原因，针对病因进行治疗。

3. 创伤性出痧

刮痧出痧与创伤性出痧有着本质的区别。利用各种刮拭器具、吸拔罐具或徒手操作等，在人体体表施以反复的搔刮、刮拭、捏提、揪挤、挑刺或较大负压的吸拔，几乎任何人的皮肤表面会产生片状或点片状瘀血或出血的刺激反应，各种片状或点片状的瘀血斑即是外力人为造成组织受损伤后的创伤性出痧。

创伤性出痧的实质是用外力使皮下毛细血管破裂，皮下出血。用力刮出来的痧或拔出来的印迹，不是邪气或毒气，是皮下组织毛细血管流出的血液。创伤性出痧与术者缺乏生理、病理知识，没有掌握辨证论治要点，操作手法缺乏规范训练，器具不符合人体解剖学、生物工程学原理等因素有关。

近年来，一些虚假"国医圣手"过度宣传痧疗和罐疗出现水疱或红、紫及黑色印迹的排毒功能，认为刮拔出痧，毒排出来，病就自然好了。有些还因不出痧而用力刮拭，强行使大面积出痧，或较大负压吸拔出血印，这种做法不仅无益，还有损健康。刮、拔不出痧，除了方法错误外，还与患者身体功能状态及近期常用痧疗、罐疗有关。过度用力出痧，损伤皮下组织及肌肉组织，皮肉受损，血离脉络，瘀血积聚，气血停滞，经络闭塞，局部出现疼痛，皮肤变硬，皮下瘀血，皮肤张力增加，受吸拔的部位皮肤有水疱形成。轻则有害于身体健康，重则导致挤压综合征，出现以肌红蛋白尿、高血钾为特点的急性肾功能衰竭，甚至导致患者死亡。鉴于不规范痧疗、罐疗给患者带来的严重危害，痧疗必须辨证论治，切勿进入盲目为"出痧"而粗暴用力"吸拔、刮拭"的误区。

四、痧诊的方法和意义

痧诊是以痧象为依据判断身体功能状态，预警疾病，主要观察痧点斑的形态特点、颜色深浅、阳性反应点、扳机点和术者对器具触诊的感觉特征。

（一）通过痧象辨身体功能状态

正常痧象一般出现受术部位潮红充血，有淡红色散在痧点，无瘀血斑块，无阳性反应扳机点，多见于健康人群或轻度亚健康者。

人体处于健康、亚健康或不同的疾病状态，其痧象各异。同一种功能状态、同一种疾病或同一部位，痧的形态、面积、疏密、深浅颜色、部位及程度有一定的规律；刮痧出现阳性反应扳机点的部位也有一定的规律性。基本规律多与经络的循行分布、全息穴区分布、解剖位置及脏腑器官、经络的病理状态有直接的关系，掌握规律，排除局部病变，根据痧象可判断健康、亚健康或疾病的病位、发病的不同阶段。例如，皮下或肌肉组织发现有结节或条索状的阳性反应，不伴有疼痛等自我症状表现，一般提示经脉气血瘀滞初期或病变处于稳定期。如果发现有结节或条索状的阳性反应伴有疼痛或触痛，一般经脉气血瘀滞时间长，或有炎症反应。

中度痧象颜色多为紫红色或紫色，痧斑常较周围皮肤稍高，多伴有相应的阳性反应，提示局部有较长时间的微循环障碍，可见于亚健康或疾病状态；重度痧象表现为暗青色、紫黑色的包块状、青筋样痧斑，痧斑部位明显高于皮肤表面，多伴有疼痛等临床表现，说明局部组织存在微循环障碍，病情较为严重。

临床诊断的难点是疾病萌芽期，病变尚未对机体造成重大或不可逆转的损伤之时被及时查明。痧象对目前现代医学检验及影像检查等指标还在正常范围内的部分潜在健康风险有超前预警诊断的作用，一定程度上可呈现隐性疾患。这是因为气血津液升降出入运行失调，一般始于组织形态改变之前，气血失调到一定程度时，组织细胞功能受损，会逐渐发生形态的改变。在实施痧疗过程中，观察气血失调痧象的微小变化，司外揣内，捕捉疾病发生前的信息，见微知著，以常衡变，预警未病的经脉脏腑、轻重程度及寒、热、虚、实性质，通过适当的调理防患于未然。

（二）痧象辨病位浅深、病势吉凶及传变

痧象可以直观地反映病变脏腑功能部位及卫气营血病变阶段、病势及传变。

一般情况下，卫分病痧点色鲜红，表浅；气分病斑点隐隐，痧色红绛；营分病痧色绛，斑疹隐隐；血分病痧色深绛或暗红，大片瘀斑痧疹，位置较深。痧象揭示了疾病由表入里、由浅入深的一般规律，从而为治疗提供依据，丰富了中医辨证诊断的内容。

经脉内连于脏腑，外络于肢节，在经络腧穴理论的基础上，观察背俞穴与募穴的阳性反应辨脏腑病变部位非常实用方便。痧象的位置可提示相应脏腑的健康状况。例如，沿背部膀胱经循行路线进行刮拭，在各脏腑背俞穴闪罐吸拔，若心俞穴区较周围其他部位出现明显的痧斑，应让患者翻身仰卧再刮拭任脉，膻中穴一般也会呈现瘀斑，则说明心脏功能发生了变化，提示早预防和治疗。又如，肝系统疾病患者，通常手厥阴肝经的皮部出现痧象明显，表明出现痧象的位置与经络的循行区域相吻合。

（三）痧象辨病性表里、虚实、寒热

不同的痧象可反映不同的疾病性质。痧象面积的大小、形态的疏密、颜色深浅可反映疾病的严重程度、病程及病位的表里。痧象呈散在性的紫点，深浅不一，一般提示气滞血瘀之里证。

1. 表里

痧色鲜红，呈点状，多为表证，病程短，病情轻；痧色暗红，呈片状或瘀块，多为里证，病变部位入里，病程长，病情较重；走罐或留罐后，没有罐印或罐印不明显，或虽有罐印但起罐后立即消失，恢复常色，提示身体基本正常或病情尚轻在表。

2. 虚实

如痧印数天不退，通常表示病程已久，人体平衡功能减弱，需要较长时间的调理。如果痧印淡紫发青伴有隐隐斑块者，一般提示以虚证为主，兼有血瘀。如斑点在穴位处明显，表明与此相关的脏腑功能虚弱。罐印鲜红，一般提示阴虚或气阴两虚，阴虚火旺也会出现；罐印呈散在性的紫点，深浅不一，一般提示为气滞血瘀之实证。

3. 寒热

如果痧色绛红鲜明，血液欲溢出状，多为实热证；痧色显现较慢，紫黑伴有斑块者，一般提示寒证或局部寒凝血瘀，风寒侵袭，应对证温里祛寒；出痧多的患者，一般为实热证、血瘀证。刮拔及走罐时出现大面积紫黑罐印时，提示风寒侵袭，应对证祛寒为主。痧印发紫伴有斑块者，一般提示局部寒凝血瘀。罐印深红、紫黑或丹痧，或触之微痛，同时伴有身体发热者，提示热毒壅滞；罐印紫黑，一般提示体内有血瘀，或心气血不足，亦可提示患部受寒较重。

此外，痧象也因病情虚实、寒热夹杂而征象复杂。例如，罐印灰白，触之不温，瘀斑或血疱灰白、色淡，提示患者虚寒或有湿邪。如果有阳性反应却出痧少的患者一般为气虚证、痰湿证。

若受术局部皮肤比较敏感，刮、按、拔刺激出现如急性荨麻疹状风团，皮肤划痕症阳性，提示为身体平衡能力降低，处于亚健康状态，或是过敏性体质发生变态反应，使肥大细胞释放出组织胺类的生物活性物质，引起皮肤毛细血管扩张，通透性增强，血浆、组织液渗透到真皮层而致，需要连续的多次治疗，随着病情的好转，痧印、罐印也会随之减轻，且不易出现痧印、罐印，可以预示病情的转归。

（四）痧象辨体质与证候

本人指导研究生做过中医证候、体质与痧象关系的研究，不同证候、体质患者在进行痧疗时出现的痧象不相同，并呈现出一定的规律。①平和体质：刮拭部位皮下组织出现潮红充血，或均匀片状浅红色痧斑，刮拭时感皮肤肌肉组织弹性良好，无扳机点、条索状物、结节等阳性反应。②气虚体质：出痧速度慢，痧象隐约可见，位置较深、颜色较浅，较重的刮拭力度才出痧，甚至治疗过程只出现潮红，无痧点痧斑。③气郁体质：痧象色暗红，初次刮拭痧斑较多，皮肤及皮下组织有僵硬感，有条索样物、结节等阳性反应。④湿热体质：刮拭力度较轻即刻出痧，速度快，色鲜红。⑤血瘀体质：出痧迅速，痧斑不均匀，多呈紫色或青黑色，刮拭时有明显的刺痛感，常常有结节等阳性反应。

治疗过程中不同现象反映不同的病因：酸痛是气血不足的虚证，胀痛是气机运行障碍的气郁、气滞证；刺痛是血液运行障碍的血瘀证。根据痧的色泽、形态、多少及位置深浅，可以判断人的体质及病因、病性等，因为这些都与人体的健康状况有直接的关系。

（五）痧斑退隐辨疾病预后

治疗疾病的过程中，若痧象颜色由暗变红，由斑块变成散点，由多变少，阳性反应的结节由大变小、由硬变软、疼痛由重变轻等，说明病情在好转，治疗有效。一般来说，刮拭出痧后，5～7天痧斑便能退尽，痧痕消退得越快，说明机体新陈代谢旺盛，气血调和，反之则说明脏腑功能差，气血不和，微循环障碍严重。

痧印呈鲜红散在点，通常在大面积进行痧疗、走罐后出现，不高出皮肤，如在某穴及其附近集中，则提示此穴所相关的脏腑异常或存在病情。临床上可通过呈现的痧象寻找鲜红散在点，然后用相应的中医疗法，调节内脏功能。如痧印迹数天不退，通常表示病程已久，需要较长时间的调理。

（六）痧象判断治疗的效果

痧点、痧斑和阳性反应的变化，可以协助了解病情的进退，判断运用痧疗治疗调理的效果。痧象的形态可以反映病变的形态，如冠心病患者背部心俞穴对应区痧象的形态，即提示胸部相对应心脏部位出现问题，出痧不但可以判断内脏功能问题的部位和程度，还可以迅速缓解症状。

（七）阳性反应点辨病情轻重及病变程度

1. 条索状物或结节

刮拭时，痧疗器具对条索状物、结节或肌肉紧张僵硬等不同的感觉，皆是阳性反应。刮拭时，感觉皮肤、皮下组织、经筋、肌肉组织平顺，提示经脉气血通畅，身体健康。刮按时，器具下皮肤缺乏弹性滞涩、皮下软组织僵硬、轻微疼痛，或肌肉筋膜有条索样、结节样扳机点，是经络气血瘀滞的表现；结节越大、越硬，说明组织粘连或纤维化、钙化的程度越高，病位越深。

2. 疼痛

刮拭时的疼痛也是阳性反应的一种表现。不同性质的疼痛可预示不同的病性。临床中，气血不足者刮拭时常出现酸痛；气郁者多表现为胀痛；而当寒邪侵袭机体，经络受阻时则表现为刺痛。

综上所述，鍉圆针系统痧疗与其他治疗措施一样，首先要对疾病的发病过程、疾病转归、预后有明确的了解，并能够对具体患者的疗效做出评价。刮痧作为一种外加物理刺激，刮按揉补泻手法的时间长短、力度大小、刮拭频率、临床选经选穴、部位等均会影响刺激反应度。只有达到一定的刺激量，才能使机体产生相应的反应，如临床实践中，一般虚证、寒证用补法；实证、热证用泻法。治疗效果还与选用的腧穴有密切关系，如发热刮大椎、胸闷刮膻中、保健刮足三里等。这些变量的选择需在中医理论基础上，在辨证论治的原则指导下，望、闻、问、切结合腧穴的功能、特异性，合理选穴、器具和手法，以及器具与其他疗法配伍。辨证论治是保障疗效的核心要素。

五、痧象数字化辅助预警系统探索

痧象的瘀点、斑块及颜色等特征数字化提取可辅助背腹部穴位区域定位，协助年轻医生及保健机构从业人员对骨性标志不明显的患者，较精确迅速地划分脏腑区域及脊柱胸腰椎的节段，且利于痧象在电子病历中的保真、存储和分析。本人曾带领研究生采集多种病证患者实施痧疗后背部出现的痧象，提取相关颜色及纹理特征并进行组间量化比较。基于 SVM 分类器对病情轻重两组样本特征进行分类识别。患者病情及体质的不同，其痧象在相应穴位有不同的表现。如痤疮患者，其痧象特征整体走势为大椎、肺俞颜色深，痧粒多，心俞、膈俞次之。

1. 痧图像分析评价

痧象数字化主要体现在颜色及痧粒或痧块的分布。选取 RGB 颜色空间中 R、G、B 值表征痧象的颜色，灰度共生矩阵中的熵、对比度、相关性等纹理特征表征痧粒或痧块的分布，针对痧象的颜色特征和纹理特征进行综合研究。提取各样本 RGB 颜色空间中的 R、G、B 颜色矩，用一阶矩表示痧象颜色的平均分布情况，二阶矩表示痧象颜色分布的方差。统计分析方法中的灰度共生矩阵作为描述痧象纹理的特征量。熵表示痧象中纹理的随机性、非均匀程度或复杂度；相关性表示痧象在行或列方向上的相似程度，痧粒较少、颜色较浅时相关值越大，反之值越小；对比度（CON）表示痧象的清晰度，纹理沟纹越深、痧粒越清晰，对比度值越大，反之值越小。

2. 痧象脏腑功能区域自动定位

根据人体胸腹部冠状面呈矩形解剖结构特点，矩形框的长为大椎穴（或天突穴）与长强穴（或曲骨穴）的纵坐标的差值，并结合校正后图像的大椎穴与长强穴、天突穴与曲骨穴横纵坐标信息进行矩形框初始化，然后对痧象图像实现分割，得到分割结果。将得到的结果放大到原来的尺寸，做二值化处理，得到二值图像，与校正后的图像作掩膜，得到最终的分割图像。图像分割后，会出现一定程度的边缘锯齿，可通过将均值滤波和形态学处理相结合进行图像边缘锯齿虚化，提高图像的美观程度。最后依据背部穴位相对位置信息，确定相对应的脏腑穴位的区域。利用图像处理、机器学习，深度学习算法对脏腑穴位区域痧象进行自动识别，以及实现重点区域的自动标定。

3. 痧象红外线成像数字化评价

利用双通道网络的原理将人体红外热图的正面图和背面图结合起来，分别采用双线性网络进行刮痧前后的特征提取，最后采用特征外积或更有效的特征融合方式融合正面图和背面图的特征进行分类，如刮痧前后五脏六腑的温度特点，三焦部位的温度分布及头部、四肢的温度特点等。由于红外热成像技术将人体温度分布通过不同的颜色分布表示出来，因此，红外热图痧象诊断最鲜明的特征就是颜色的分布，充分利用这一特征实现了痧象红外热图的高效分类，尤其是目测痧象表面无变化的患者，因为刮痧使局部温度改变，故红外热图像发生变化。

4. 卷积神经网络模型痧象特征分类

应用 VGG19 网络模型对两个任务分别进行训练，并以该网络模型为主干引入多任务网络模型，采用多任务学习并加入混合注意力机制模块的改进网络取得了最高的分类准确率，对于颜色特征的三分类准确率可以达到 93.9%，对于形状特征的二分类准确率可以达到 95.12%，在中医痧象特征自动分类识别上取得了很好的效果，并且能够结合传统中医的经验知识准确完成对于人体证型的判断。

第四节　经络辨证论治

经络是经脉和络脉的总称。经指经脉，是经络的主干，是较大的、纵行的、深不可见的部分，有路径之意。络有网络之意，指络脉，是经脉别出的分支，较经脉细小，纵横交错，网络于全身。

《灵枢·经脉》说："人始生，先成精，精成而脑髓生，骨为干，脉为营，筋为刚，肉为墙，皮肤坚而毛发长。"这里的"脉为营"不仅指血脉，也是指经脉、络脉。经络主运行血气，人体通过血气的流动营养全身，经络无处不到，运载血气通达肢体内脏。经络分为手足阴阳，分布在人体躯干、四肢，又与脏腑相通，形成络属关系。经络是同一体上的两个部分，犹如树干与树枝的关系。

经络系统以十二经脉为主，内属于脏腑，外络于肢节，将人体内外连贯起来，成为一个有机的整体。十二经别，是十二经脉在胸、腹及头部的重要支脉，沟通脏腑，加强表里经的联系。十五络脉，是十二经脉在四肢及躯干前后、侧三部的重要支脉，起到沟通表里和渗灌气血的作用。孙络、浮络，是络脉的小支，分布到全身各个腧穴。奇经八脉，是具有特殊作用的经脉，对其余经络起统率、联络和调节气血盛衰的作用。此外，经络的外部筋肉也受经络支配，分为十二经筋；皮肤也按经络的分布，分为十二皮部。

"凡治病，不明脏腑经络，开口动手便错。"这句话强调了经络的重要性。鍉圆针系统痧疗是在九针基础之上发展而来，利用经络系统的通道来传递刺激，疏通经络气血。针刺只是利用腧穴的刺激传导气感，而鍉圆针系统痧疗不仅利用腧穴的传感，更多地使用络脉、经筋、皮部等感传系统，使经络理论与临床实践有机地结合起来，更充分地发挥其医疗及保健养生作用。

一、经脉辨证论治

经脉辨证论治，是以经络系统为理论依据，对患者所反应的症状、体征进行综合分析，以判断病属何经、何脏、何腑，进而确定发病原因、病变性质及其病机，并采用相应方法治疗。鍉圆针系统痧疗经脉辨证论治的内容有十二经脉辨证论治和奇经八脉辨证论治，简要介绍如下。

（一）十二经脉辨证论治

"十二经脉者，内属于脏腑，外络于肢节"，概括说明了十二经脉的分布特点。其中，手三阴经联系胸；手足三阳经联系头，因而有"头为诸阳之会"之说；足三阴经则联系腹及胸。阳经分布最广，大致情况是阳明行于身前，少阳行于身侧，太阳行于身后，在头部也是如此。

十二经脉病证包括经脉循行部位、所属脏腑的病变。其临床表现有3个特点：一是出现的病证多与其循行部位有关；二是脏腑病候与经脉所属部位的症状相兼；三是一经受邪可影响其他经脉，表现多经合病的症状。因此，十二经病证是有一定规律可循的，掌握其规律和特点，便可帮助我们推求病变所在的经络及脏腑。

1. 经络循行部位的症状

经脉受邪，经气不利，所出现的病证多与其循行部位有关。例如，足太阳膀胱经受邪，可见项背、腰脊、腘窝、足跟等处疼痛；由于肝经循行于胁肋、少腹，故《素问·脏气法时论》说："肝病者，两胁下痛引少腹……"而"肺病者，喘咳逆气肩背痛……"胁下、少腹、肩背，便是肝、肺经脉循行之处，可根据经络循行路线予以调理。

2. 经络及所属脏腑症状

经络受病可影响脏腑，脏腑病变可反映于经络，特别是经气聚集的腧穴之处，出现各种异常反应，如麻木、酸胀、疼痛，对冷热等刺激的敏感度异常，或皮肤色泽改变等，常表现为脏腑病候与经脉所属部位的症状相兼。例如，手太阴肺经病证，可见咳喘气逆、胸满、臑臂内侧前缘疼痛等，并常在肺俞、中府等穴出现压痛感，刮按揉压痛点及相应的经络，可有效改善症状。

3. 多经合病的症状

一经受邪，可影响其他经脉，表现为多经合病的症状。例如，脾经有病可见胃脘疼痛、食后作呕等胃经症状；足厥阴肝经受病可出现胸胁满痛、呕逆、飧泄、癃闭等症。针对多经合并症状，鍉圆针系统痧疗点按揉压主证经穴阳性反应点，辅助调理次证经穴。

（二）奇经八脉辨证论治

奇经八脉为十二正经以外的八条经脉，即冲、任、督、带、阳维、阴维、阳跷、阴跷诸脉。奇经八脉具有联系十二经脉、调节人体阴阳气血的作用。

奇经八脉的病证，由其所循行的部位和所具有的特殊功能所决定。其中督脉总督一身之阳，任脉总任一身之阴，冲脉为十二经脉之海。三脉皆起于下极而一源三歧，与足阳明胃经、足少阴肾经联系密切，故冲、任、督脉的病证常与人的先天、后天真气有关，并常反应为生殖功能的异常，如九宫八卦团揉法疏通冲、任、带脉，可以治疗妇女月经不调、不孕、滑胎等；温养督、任脉可以治疗生殖机能衰退等，均为临床所常用。带脉环绕腰腹，其病证常见腰脊绕腹而痛、子宫脱垂、赤白带下等。

二、腧穴按诊

腧穴是脏腑经络之气转输之处，是内脏病变在体表的反应点。穴位在正常生理状态下，接受点压时无明显痛感，会有轻微酸胀感觉。但当机体发生病变时，某些腧穴在受到点压时会疼痛较剧烈或有结节及条索状物等异常改变。腧穴按诊是按压身体某些特定穴位，通过穴位的变化来判断内脏疾病的方法。腧穴按诊施力轻重视症状而有所区别。

鍉圆针系统痧疗循经刮拭过程中按腧穴要注意发现穴位是否有结节或条索状物，有无压痛或其他敏感反应，然后结合望、闻、问诊所得的资料综合判断内脏疾病。

例如，患者右腹部疼痛，时轻时重，无其他不适症状；实验室检查血白细胞计数稍高于正常值；使用痧疗器具按压上巨虚穴，患者出现疼痛，因而提示为慢性阑尾炎，进一步超声检查得以确诊。经鍉圆针系统痧疗 3 次，加服中药大黄牡丹汤合五味消毒饮 3 剂，症状消除，查血白细胞计数恢复正常。当机体脏腑发生病变时，在背部足太阳经相应背俞穴会有所反应。例如，患者经常自觉气短、乏力，又无其他明显疾病，使用痧疗器具在患者背部膀胱经自肺俞向下划至肾俞穴，在经过肺俞时感条索状结节，又在中府穴位进行点压，患者疼痛难忍，即可判断病位在肺，进一步 X 线检查确诊为肺结节病。

鍉圆针系统痧疗临床常用刮按点压腧穴判断病位及所属经脉见表 6-1。

表 6-1　刮按点压腧穴判断病位及病变所属经脉

腧穴名称	病位	病变所属经脉
中府、云门、肺俞、太渊	在肺、气管、呼吸系统	手太阴经脉
合谷	在面部、上肢	手阳明经脉
胃俞、足三里	在胃脘部	足阳明经脉
章门、太白、公孙	在脾、胁肋部	足太阴经脉
血海	在血，女子患妇科病证	足太阴经脉
中极、后溪	在尿路、膀胱	手太阳经脉

续表

腧穴名称	病位	所属经脉
心俞、巨阙、膻中、大陵	在心及心血管系统	足太阳经脉、手少阴经脉
期门、肝俞、太冲	在肝、在血、在目	足太阳经脉、足厥阴经脉
委中、气海、太溪	在腰、在肾	足太阳经脉、足少阴经脉
照海、气海、太溪	在肾	足少阴经脉、任脉
内关	在心系、在胸	手厥阴经脉、手少阴经脉
风市、日月、胆俞	在胆、在胁或腿	足少阳经脉
行间	在肝、在目或腹股沟	足厥阴经脉
大包	在脾、在血	足太阴经脉
头维	在目、屈光不正	足厥阴经脉
太阳	在胆、在半表半里	足少阳经脉
中脘	在胃、在气	任脉
关元	在阴、在小肠	任脉
会阴	在阴、在生殖系统	任脉
命门	在肾	督脉
大椎	在颈项、背部	督脉
百会	在气、在阳	诸阳经

三、循经痧疗

（一）手太阴肺经

手太阴肺经多气少血，起于中府穴，循行从胸走手，止于少商穴（图6-1）。

1. 循行特点

络脉主要分布在大鱼际肌及食指桡侧；经别入肺，散布大肠，出缺盆，循喉咙，复合阳明；经筋在上肢部分布同正经循行，结缺盆，下结胸里，布膈肌，抵季胁。联系脏腑器官有肺、胃、大肠、肺系、喉咙、膈（图6-2）。

2. 主要症状

本经异常变动则发生手太阴肺经脉循行部位及相关脏腑的病证，主要表现为发热，恶寒，或汗出中风，缺盆中痛，肺胀，少气不足以息，咳喘，咳血，胸肺胀满，心烦，自汗，小便频数量少、颜色异常，痔疾，手足心热、喉咙痛、胸痛、音哑、肩背痛、肩臂内侧痛。

3. 病机分析

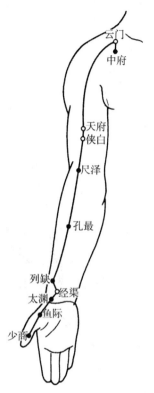

图 6-1 手太阴肺经腧穴图

风寒之邪侵袭体表，肺主皮毛，卫阳被遏，卫气抗邪，则发热、恶寒；风性疏泄，营不内守，则汗出；寒邪侵袭，肺经经气不利，则肩背痛、肩臂内侧痛、缺盆中痛、胸痛；肺失宣肃，肺气不利，则肺胀、咳喘、咳血；肺气郁阻，则胸部胀满；外邪内扰，则心烦；肺失宣肃，通调水道失职，则小便频数量少；肺气虚，则少气不足以息；肺阴不足，则手足心热、喉咙痛、音哑等。

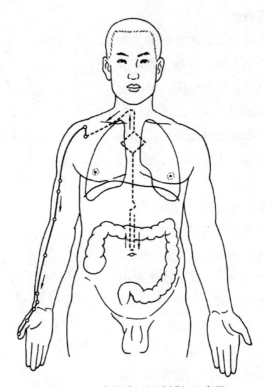

图6-2　手太阴肺经经脉循行示意图

4. 操作要点

治疗原则：宣肺调气，通经活络。

第一步：先用8号痧疗器A端，从中府循经刮拭至云门，再用8号痧疗器B端从云门循经刮拭至天府。

第二步：用7号痧疗器B端从天府刮至少商15～20次，频率1～3次/秒。

第三步：用7号痧疗器A端，循经点按揉各腧穴10次，频率3～5次/秒。

第四步：用4号痧疗器一次连贯性从中府循经刮拭到少商，

刮拭 15 ～ 20 次，频率 1 ～ 3 次 / 秒。

第五步：根据循行诸穴功能主治，选择相应重点腧穴点、按、揉、刮；可配合灸法、罐疗或刺血法。

5. 主要特定穴位

手太阴肺经共 11 穴，胸外上部 2 穴，上肢内侧及手部 9 穴。痧疗常用的腧穴有 8 个，即中府、云门、尺泽、孔最、列缺、经渠、太渊、鱼际。

（二）手阳明大肠经

手阳明大肠经多气多血，从食指末端起始于商阳，止于迎香，左右各 20 个穴位（图 6-3）。

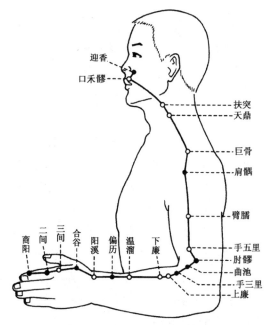

图 6-3 手阳明大肠经腧穴图

1. 循行特点

沿食指桡侧缘（二间、三间），出第1、2掌骨间（合谷），进入两筋（拇长伸肌腱和拇短伸肌腱）之间（阳溪）。沿前臂桡侧，进入肘外侧（曲池、肘髎），经上臂外侧前边（手五里、臂臑），上肩，出肩峰部前边（肩髃、巨骨，会秉风），向上交会颈部（会大椎），下入锁骨上窝，络于肺，通过横膈，属于大肠。颈部支脉从缺盆部上行颈旁（天鼎、扶突），通过面颊，进入下齿槽，出来夹口旁（会地仓），交会人中部（会水沟），左边的向右，右边的向左，上夹鼻孔旁（口禾髎、迎香）接足阳明胃经（图6–4）。

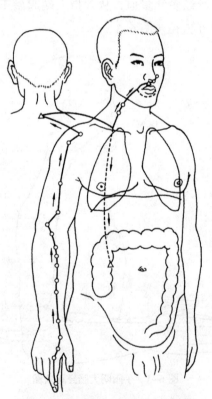

图6–4 手阳明大肠经循行示意图

2. 主要症状

手阳明大肠经以经脉循行部位及相关脏腑病证表现为主，常见齿痛、咽喉肿痛、口干、鼻衄、鼻塞、流涕、颈肿、面瘫、面肌痉挛、耳聋；经筋循行经过部位强急、酸痛及痉挛，肩关节不能高举，颈不能向两侧转动、屈伸不利，大指次指痛不用；腹痛，肠鸣，泄泻或大便秘结。

3. 病机分析

手阳明大肠经支脉从缺盆上颈，贯颊，入齿中，上夹鼻孔，大肠经受邪，经气不利，则齿痛、咽喉肿痛、鼻衄、流涕、颈肿及口干、面瘫、面肌痉挛、耳聋。手阳明大肠经起于大指次指之端，循指上廉，出合谷两骨之间上行，上肩出肩髃之前廉，大肠经受邪，经脉不利，则其循行部位肩前、上肢伸侧前缘疼痛，大指次指疼痛、麻木、屈伸不利，颈不能向两侧转动、屈伸不利。湿热下注大肠，气机不利，则腹痛、肠鸣；大肠传道失司，则泄泻；热结大肠或肠道津液受损，则大便秘结。

4. 操作要点

治疗原则：刮大肠经以疏经活络、清泻阳明、调理肠道为主，寒甚加灸，可治疗局部病证及邻近组织器官病变。肘以下穴位可治本经所过的头面五官病，以合谷、曲池治疗作用广泛。

第一步：先用 5 号痧疗器与皮肤呈 45° 夹角，从一侧迎香循经刮拭至商阳 20 ～ 30 次，频率 10 ～ 12 次 / 分。

第二步：用 5 号痧疗器与皮肤呈 90° 夹角，自迎香循经刮拭至肩髃 15 ～ 20 次，频率 0.5 ～ 1 次 / 秒。

第三步：用 4 号痧疗器与皮肤呈 90° 夹角，从肩髃循经刮拭至商阳 15 ～ 20 次，频率 0.5 ～ 1 次 / 秒。

第四步：根据循行诸穴功能主治，选择相应重点腧穴点、按、揉、刮各 10 次，频率 3～5 次 / 秒；可配合灸法、罐疗或刺血法。

5. 主要特定穴位

本经腧穴名 20 个，痧疗常用的有 11 个，即商阳、二间、三间、合谷、阳溪、偏历、温溜、曲池、臂臑、肩髃、迎香。

（三）足阳明胃经

足阳明胃经多气多血，起于承泣，止于厉兑（图 6-5）。

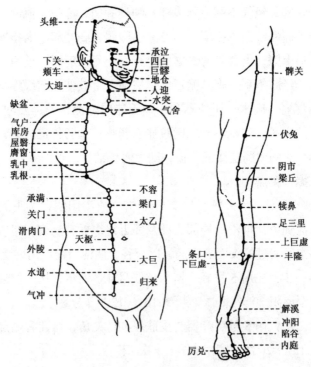

图 6-5　足阳明胃经腧穴图

1. 循行特点

自鼻翼旁，左右侧上行于鼻根中交会，到眼内角与足太阳经交会，向下沿鼻外侧，进入上齿中，退出环绕口唇，交会于承浆；转回来沿口角下方浅出大迎穴处，再沿下颌角前方颊车上行，经耳前过上关穴，沿着鬓发缘至额颅部。颈部支脉，从大迎前分出，向下经颈部人迎穴，循经喉咙，进入缺盆部，一支进入体腔，通过膈肌，属于胃，联络脾。缺盆部直行的经脉，经乳内侧缘向下，夹脐两旁下行，进入气街部。胃下支脉，沿腹里，至气街部与外行支会合。由气街下行沿下肢外侧前缘，经髀关、伏兔至膝髌中，沿胫骨外侧，循经足背，沿中趾与次趾间，至次趾外侧端（厉兑穴）。胫部支脉从足三里分出，下行至中趾外侧端。足背分支，经大趾、次趾间，至大趾末端，交接足太阴脾经（图6-6）。

2. 主要症状

足阳明胃经以循行部位及相关脏腑病证表现为主，常见发热身前为甚，胃脘痛，呕吐，脘腹胀满，消食易饥；癫狂，善惊；咽喉肿痛，鼻衄，齿痛，口眼歪斜，胸乳、腹股沟部疼痛，下肢外侧疼痛及足背痛，足中趾麻木，活动不利。

3. 病机分析

足阳明胃经多气多血，循行从头走足，行于人体前面，至足上分布于足第1、2、3趾。阳明气盛，则发热身前为甚；阳明经脉起于鼻，循鼻外，还出夹口环唇，其支者循喉咙，胃火循经上炎，则咽喉肿痛，鼻衄，齿痛；风邪中于经脉，则口眼歪斜；外邪侵袭，经脉不利，则经脉循行部位胸腹及下肢外侧疼痛，足背痛，足中趾麻木，活动不利。外邪侵袭胃腑，则胃脘痛；气机阻滞，胃气上逆，则呕吐；胃热亢盛，则消谷易饥；胃与脾为表里，胃病及脾，健运失司，水气泛滥，则脘腹胀满；胃热熏心，心神不宁，则惊惕、发狂。

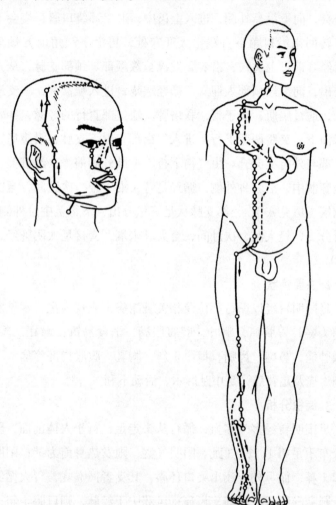

图 6-6　足阳明胃经循行示意图

4. 操作要点

治疗原则：足阳明经络循行自面至足，联系脏腑器官有胃、脾、鼻、口唇、上齿、耳、咽、喉、目系、目下纲、膈、乳房、阴器。治宜调理胃肠，通经活络，虚补实泻，寒甚加灸。

第一步：先用12号痧疗器B端与口唇法令纹线方向一致，与皮肤呈90°夹角，从两侧鼻翼沿鼻根循经刮至眼角内眦，向下沿鼻外侧转回到大迎穴，再沿下颌角前方颊车穴上行，经耳前过上关穴，沿着鬓发缘至额颅部。刮拭20～30次，频率10～20次/分。

第二步：用8号痧疗器A端与皮肤呈45°夹角，从地仓环绕口唇，下经承浆，循经刮拭15～30次，频率0.5～1次/秒。

第三步：用7号痧疗器B端从大迎向下经颈部人迎穴至缺盆，刮拭30～60次，频率30～60次/分。

第四步：用7号痧疗器B端自缺盆下，沿乳内侧缘向下刮至气街部，刮拭30～60次，频率10～20次/分。

第五步：用5号痧疗器A端由气街下行沿下肢外侧前缘，经髀关、伏兔至膝髌中。

第六步：用5号痧疗器A端沿胫骨外侧，循经过足三里穴，至大趾末端、次趾外侧端及中趾。

第七步：根据循行诸穴功能主治，选择相应重点腧穴点、按、揉、刮；可配合灸法、罐疗或刺血法。

5. 主要特定穴位

足阳明胃经45个穴位中有12穴分布于头面颈部，18穴在胸腹部，15穴在下肢的前外侧面和足部。痧疗常用的有23个，即承泣、四白、下关、颊车、地仓、头维、人迎、膺窗、乳根、天枢、水道、归来、伏兔、梁丘、足三里、上巨虚、下巨虚、丰隆、解溪、冲阳、陷谷、内庭、厉兑。

注意：承泣穴操作要嘱患者闭目，用10号痧疗器B端由内向外轻刮 10 次，用 12 号痧疗器 A 端点按揉刮 10 次，点按揉刮相互交替，频率 2～3 次/秒。操作时注意用力轻柔，保护眼球，切勿用力粗暴，以患者感觉酸胀舒适为度。

（四）足太阴脾经

足太阴脾经多气少血，起于隐白，止于大包穴（图 6-7）。

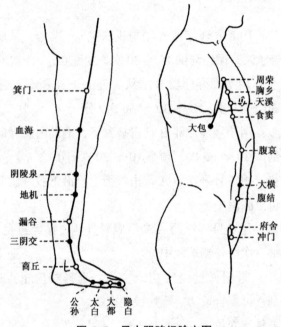

图 6-7 足太阴脾经腧穴图

1. 循行特点

本经脉循行分布主要规律是从足走胸，分布在下肢内侧前缘，并在内踝高点上 8 寸处与肝经相交叉；腹部分布在前正中线旁开 4 寸处；胸部分布在前正中线 6 寸处。①起于大指末端（隐白穴），沿大趾内侧赤白肉际（大都），经第 1 跖趾关节后（太白、公孙）。②上行至内踝前面（商丘）。③上小腿内侧，沿胫骨后（三阴交、漏谷），交出足厥阴肝经之前（地机、阴陵泉）。④经膝部大腿内侧前边（血海、箕门）。⑤进入腹部（冲门、府舍、腹结、大横；会中极、关元）。⑥属于脾，络于胃（腹哀；会下脘、日月、期门）。⑦通过膈肌，夹食管旁（食窦、天溪、胸乡、周荣；会中府）。⑧连舌根，散布舌下。向上通过膈肌，流注于心中，接手少阴心经（图6-8）。

2. 主要症状

足太阴脾经以经脉循行部位及相关脏腑病证表现为主，常见食则呕，胃脘痛，腹胀善噫，食欲不振，呕吐，嗳气，烦心，大便溏薄或泄泻，黄疸，水肿，脚气，紫癜，月经过多，崩漏，便血；消瘦，身重乏力，倦怠，心烦，心慌；舌本强痛，疝痛，股膝内肿胀厥冷，足大趾麻木，下肢痿弱不用，活动欠佳。

3. 病机分析

脾经之脉连舌本，病则舌本强痛；脾病及胃，胃气上逆则

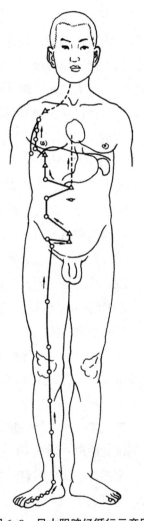

图6-8 足太阴脾经循行示意图

呕；气机阻滞，则胃脘痛；健运失职，升降失司，则腹胀善噫；湿困脾土，则身重乏力，倦怠。脾与胃相表里，脾失健运，胃失和降，则食欲不振，烦心，呕吐，嗳气；脾虚水湿内停，传化失司，则大便溏薄或泄泻；水湿泛滥，则水肿，脚气；脾虚水湿影响肝胆，肝失疏泄，胆汁横溢，则黄疸；脾虚不能统摄血液，则紫癜，月经过多，崩漏，便血。实证见腹内绞痛；虚证见腹部胀气，可取足太阴络穴治疗。脾经直行支向上结于膝内辅骨（胫骨），向上沿着大腿内侧，结于股部，在内的经筋则附着于脊柱，当其发生病变时，可出现下肢痿弱不用，疝痛；经气不利，则股膝内肿胀厥冷，足大趾麻木，活动欠佳。

4. 操作要点

治疗原则：足太阴脾经循行联系的脏腑器官有脾、胃、膈、心、咽、舌、肠、阴器。治宜辨证与辨病相结合，酌情根据循行诸穴功能主治，选择相应重点腧穴点、按、揉、刮；可配合灸法、罐疗或刺血法。

第一步：用 7 号痧疗器 B 端自隐白沿经刮至三阴交，器械与皮肤呈 45° 夹角，刮拭 10 ～ 20 次，频率 30 ～ 60 次 / 分。

第二步：用 5 号痧疗器 C 端点按揉三阴交 10 次。

第三步：用 5 号痧疗器 A 端与皮肤呈 45° 夹角，从三阴交循经刮拭至冲门，刮拭 10 ～ 20 次，频率 60 ～ 90 次 / 分。

第四步：用 3 号痧疗器 A 端从冲门刮至大包，刮拭 10 ～ 20 次，频率 10 ～ 20 次 / 分。

第五步：用 3 号痧疗器 A 端，沿肋骨走向，由内向外刮大包，刮拭 10 ～ 20 次，频率 30 ～ 60 次 / 分。

注意：刮拭阴陵泉、血海穴时稍屈膝。

5. 主要特定穴位

足太阴脾经 21 个穴位中，侧胸腹部有 10 穴，下肢内侧面和足部有 11 穴。痧疗常用的穴位有 15 个，即隐白、大都、太白、公孙、商丘、三阴交、地机、阴陵泉、血海、箕门、腹结、大横、腹哀、周荣、大包。

（五）手少阴心经

手少阴心经少血多气，起于极泉，止于少冲（图 6-9）。

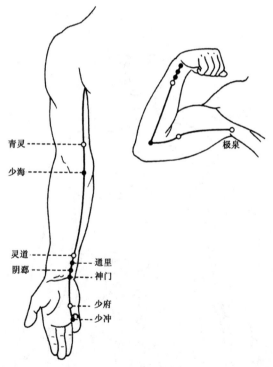

图 6-9　手少阴心经腧穴图

1. 循行特点

手少阴心经从心中出属心系（心脏与他脏相连的组织），下过膈肌，络小肠。支脉从心脏的系带部向上夹咽喉，而与眼球内连于脑的系带相联系。直行脉从心系上行至肺，向下出于腋下（极泉），沿上臂内侧后缘，走手太阴、手厥阴经之后（青灵），下向肘内（少海），沿前臂内侧后缘（灵道、通里、阴郄、神门），到掌后豌豆骨部进入掌内后边（少府），沿小指的桡侧出于末端（少冲），接手太阳小肠经（图 6-10）。

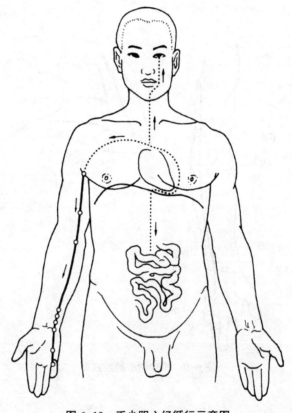

图 6-10　手少阴心经循行示意图

2. 主要症状

手少阴心经以经脉循行部位及相关脏腑病证表现为主，如心神疾病、心脉疾病及局部病证（经脉所过，主治所及）。主要临床表现为咽干，口舌生疮，渴而欲饮；心悸，怔忡，心烦，失眠，神志失常，胸闷，心痛；胁痛，手臂内侧疼痛，麻木，掌中热痛。

3. 病机分析

手少阴心经支脉从心系上夹于咽部，心经有热，则咽干；阴液耗伤，则渴而欲饮；心之经脉出于腋下，故胁痛；心经循臂臑内侧入掌内后廉，心经有邪，经气不利，故手臂内侧疼痛，掌中热痛；心脉痹阻，则胸闷，心痛；心失所养，心神不宁，则心悸，怔忡，心烦，失眠；心主神明，心神被扰，则神志失常。

4. 操作要点

治疗原则：治宜调理心神，通经活络，补虚泻实，寒宜加灸。以本经取穴为主，配以本脏的募穴、背俞穴和手厥阴经穴。

第一步：先用 5 号痧疗器 A 端自极泉与皮肤呈 45°～90° 夹角，循经刮至神门，刮拭 20～30 次，频率 10～20 次 / 分。

第二步：用 7 号痧疗器 A 端与皮肤呈 90° 夹角，按压极泉 5～10 次，频率 10～15 次 / 分。

第三步：用 7 号痧疗器 A 端与皮肤呈 90° 夹角，点按神门 5～10 次，频率 30～60 次 / 分。

第四步：用 11 号痧疗器 A 端与皮肤呈 45°～90° 夹角，循经刮至少冲，刮拭 20～30 次，频率 30～60 次 / 分。

第五步：用 8 号痧疗器 A 端与少海部位皮肤呈 45° 夹角，器具吸定皮肤，轻轻拨揉穴位局部，嘱患者稍屈肘放松。

第六步：根据循行诸穴功能主治，选择相应重点腧穴点、按、揉、刮；可配合灸法、罐疗或刺血法。

5. 主要特定穴位

本经腧穴名共 9 个，即极泉、青灵、少海、灵道、通里、阴郄、神门、少府、少冲，全部为痧疗常用穴。

（六）手太阳小肠经

手太阳小肠经多血少气，起于少泽，止于听宫（图 6-11）。

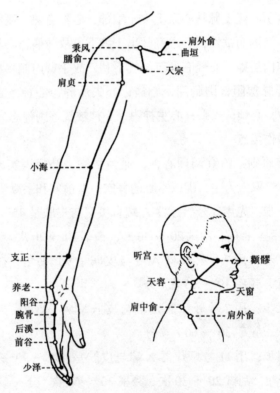

图 6-11　手太阳小肠经腧穴图

1. 循行特点

手太阳小肠经循行从手向上，沿着上肢外侧后缘走头；络脉主要分布在上肢肘部、肩髃部；经别入腋，走心，系小肠；经筋在上肢部分布同正经循行，经腕、肘、腋、肩胛、耳后完骨，入耳中，另一支脉出耳上，下结于颔，上属目外眦（图6-12）。本经络系统联系脏腑器官有小肠、心、胃、咽、膈、耳、鼻、目内外眦。

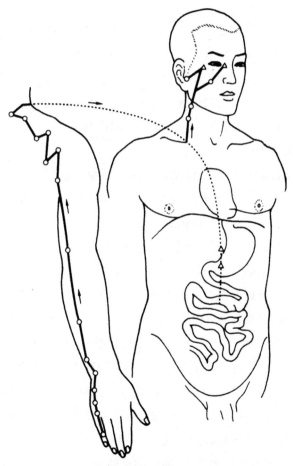

图 6-12　手太阳小肠经循行示意图

2. 主要症状

手太阳小肠经以循行部位及相关脏腑病证表现为主，常见耳聋，目黄，颊肿，咽喉肿痛，颈项转侧不利，颈、颔、肩、臑、肘、臂外侧后缘痛，肩似拔，臑似折，少腹胀痛，引腰而痛，尿频，泄泻或便秘。

3. 病机分析

手太阳小肠经之支脉从缺盆循颈上颊，至目外眦入耳中，本经病则经气不利，故耳聋，目黄，颊肿，咽喉肿痛，颈项转侧不利；手太阳小肠经起于小指，循前臂外侧后缘上行，绕行肩胛交肩上，经气不利，则肩似拔，臑似折；小肠气机阻滞，则少腹胀痛；小肠泌别清浊失职，则尿频，泄泻或便秘。

4. 操作要点

治疗原则：治宜循经刮拭，通经活络，调理肠腑，虚补实泻，寒甚加灸；根据辨证与辨病情况加减取穴，以本经取穴为主，配以足阳明经穴和本腑的募穴、背俞穴。

本经腕以下腧穴可治疗本经所过头项、面、五官病，热病，神志病和局部病。肘—肩背部穴以治疗肩背病变为主；项部穴以治疗局部及就近组织器官病变为主（咽喉、瘿瘤、耳疾、项强）；面部穴治疗局部及就近组织器官病变。

第一步：用 11 号痧疗器 A 端与皮肤呈 45°～ 90° 夹角，自少泽循经刮至养老，刮拭 20 ～ 30 次，频率 30 ～ 60 次 / 分。

第二步：用 11 号痧疗器 B 端与后溪部位皮肤呈 90° 夹角，器具吸定皮肤，按压揉穴位局部，嘱患者微握拳，掌心放松。

第三步：用 5 号痧疗器 A 端自养老与皮肤呈 45°～ 90° 夹角（以术者及患者舒适为度），循经刮至臑俞，刮拭 20 ～ 30 次，频率 10 ～ 20 次 / 分。

第四步：用 7 号痧疗器 B 端与皮肤呈 45° 夹角，刮按拨揉天宗 5 ～ 10 次，频率 10 ～ 15 次 / 分。

第五步：用 7 号痧疗器 B 端与皮肤呈 45° 夹角，刮按揉拨秉风 5 ～ 10 次，频率 30 ～ 60 次 / 分。

第六步：用 4 号痧疗器 B 端与皮肤呈 45° 夹角，自秉风刮至天容 5 ～ 10 次，频率 20 ～ 30 次 / 分。

第七步：用 11 号痧疗器 A 端与皮肤呈 45° ～ 90° 夹角，自天容循经刮至听宫，刮拭 10 ～ 20 次，频率 30 ～ 60 次 / 分。

第八步：用 11 号痧疗器 B 端与皮肤呈 45° 夹角，分别刮按揉拨颧髎和听宫，闭口与张口位交替各 10 次，频率 30 ～ 60 次 / 分。

注意：①后溪、腕骨、颧髎及听宫均不宜用力过重，以免影响关节活动及面部美观。②肩外俞、肩中俞、天宗刮拭注意肩胛冈，着力点与刮拭方向避开骨性标志。③小海点按切勿用力过猛，避免过度刺激尺神经，导致患者不适。

5. 主要特定穴位

本经腧穴名 19 个，其中 16 个为痧疗常用，即少泽、前谷、后溪、腕骨、阳谷、养老、支正、小海、肩贞、天宗、肩外俞、肩中俞、天窗、天容、颧髎、听宫。

（七）足太阳膀胱经

足太阳膀胱经多血少气，循行从头走足，起于睛明，止于至阴（图 6-13）。

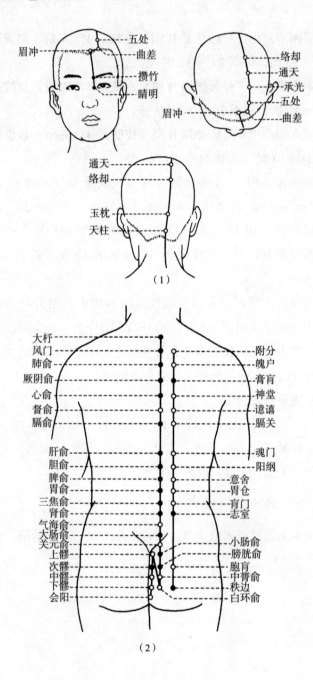

（1）

（2）

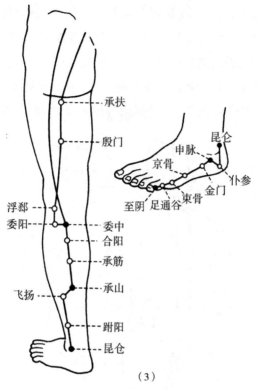

（3）

图 6-13 足太阳膀胱经腧穴图

1. 循行特点

从内眼角开始（睛明），上行额部（攒竹、眉冲、曲差；会神庭、头临泣），交会于头顶（五处、承光、通天；会百会）。头顶部支脉从头顶分出到耳上方（会曲鬓、率谷、浮白、头窍阴、完骨）。直行主干从头顶入内络于脑（络却、玉枕；会脑户、风府），回出项部（天柱）下行，从肩胛内侧夹脊旁（会大椎、陶道；经大杼、风门、肺俞、厥阴俞、心俞、督俞、膈俞）下行，到达腰中（肝俞、胆俞、脾俞、胃俞、三焦俞、肾俞），进入脊旁筋肉，络于肾，属于膀胱（气海俞、大肠俞、关元俞、小肠俞、膀胱俞、中臀俞、白环俞）。一支从腰中分出，夹脊旁，通过臀部（上髎、次髎、中髎、下髎、会阳、承扶），进入腘窝中（殷门、委中）。一支从左右肩胛内侧分别下行，穿过脊旁肌肉，经过髋关节，沿大腿外侧后缘下行，会合于腘窝内，向下通过腓肠肌，出外踝的后方，沿第5跖骨粗隆，至小趾的外侧末端。（图6-14）。

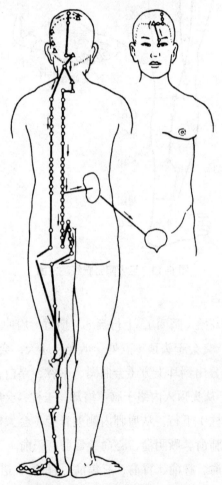

图 6-14　足太阳膀胱经循行示意图

2. 主要症状

足太阳膀胱经以经脉循行部位及相关脏腑病证表现为主，常见恶寒，发热，鼻塞，鼻衄，头痛，目痛，项背、腰、臀部及下肢后侧疼痛，足小趾麻木不用，少腹胀满，小便不利，遗尿。

3. 病机分析

足太阳膀胱经主一身之表，外邪侵袭，本经受邪，则恶寒，发热，鼻塞，鼻衄；膀胱经之脉上额交颠络脑，邪气随经上逆，则头痛；膀胱经起于目内眦，下行项后，一支夹背抵腰，下行经股入腘窝，一支循背下行，至腘窝后又下行，至外踝折向前，至足小趾，经气不利，则目痛，项背、腰、臀部及下肢后侧疼痛，足小趾麻木不用；膀胱气化失司，则少腹胀满，小便不利，遗尿。

4. 操作要点

治疗原则：膀胱经是人体最大的排毒通道，在脊椎左右各两条，一条在脊椎旁开 1.5 寸（第 1 侧线），一条在脊柱旁开 3 寸（第 2 侧线），膀胱经病之轻重深浅皆可在此经查找到端倪，使用鍉圆针系统痧疗，操作便捷，起效迅速。

本经联系膀胱、肾、脑、心、肛门、目、目上纲、舌、鼻，治宜调理膀胱，通经活络。本经主治头面、项、目、鼻、背、腰、下肢病证及神志病；背部第 1 侧线的背俞穴及第 2 侧线相平的腧穴，主治与其相关脏腑病证和相关组织器官病证。

第一步：点按、点刺睛明。嘱患者仰卧位，闭目；术者左手轻推眼球，向外侧固定；右手持 12 号痧疗器，用其 A 端与睛明穴部位皮肤呈 45° 夹角，点刺 10 ～ 20 次，频率 30 ～ 60 次 / 分。

第二步：用 10 号痧疗器 B 端与睛明穴部位皮肤呈 45° 夹角，

刮至攒竹。再用 8 号痧疗器 A 端从攒竹刮至五处；从五处刮至玉枕穴。

第三步：循背部双侧足太阳膀胱经直行主干，用 7 号痧疗器 B 端与皮肤呈 45° 夹角，从后发际上玉枕到大杼。

第四步：用 1 号痧疗器 A 端从大杼刮到秩边，左右各 10 ～ 20 次，不强求出痧。

第五步：用 4 号痧疗器 B 端刮八髎 30 ～ 60 次，频率 60 次 / 分，不强求出痧。

第六步：用 5 号痧疗器 A 端从秩边刮到委中，左右各 10 ～ 20 次，频率 20 次 / 分。

第七步：用 7 号痧疗器 A 端先后点压揉承扶、点按委中各 10 次，频率 30 ～ 60 次 / 分。

第八步：用 5 号痧疗器 A 端从委中刮至仆参，左右各 10 ～ 20 次，频率 20 次 / 分。

第九步：用 11 号痧疗器 B 端与皮肤呈 45° 夹角，刮按揉昆仑 10 次，频率 30 ～ 60 次 / 分。

第十步：用 9 号痧疗器 A 端从仆参刮至至阴，左右各 10 ～ 20 次，频率 20 次 / 分。

注意：①睛明穴紧靠眶缘缓慢垂直轻柔点按，不宜重刮按压，以防出血，禁灸。②委中穴可点刺腘静脉放痧出血，但禁拔罐，可酌情使用灸法。③气虚较重者可能不出痧或痧象隐隐，不强求出痧。

5. 主要特定穴位

膀胱经腧穴最多，共有穴位 67 个，左右各 1 个，其中 10 个腧穴分布于头项部，39 个腧穴分布于背腰部，18 个腧穴分布在下肢后外侧部。

瘀疗常用的腧穴有 39 个：睛明、攒竹、玉枕、天柱、大杼、风门、肺俞、心俞、膈俞、肝俞、胆俞、脾俞、胃俞、肾俞、大肠俞、关元俞、小肠俞、膀胱俞、上髎、次髎、中髎、下髎、承扶、殷门、委阳、委中、膏肓、志室、秩边、承筋、承山、飞扬、昆仑、申脉、金门、京骨、束骨、通谷、至阴。

（八）足少阴肾经

足少阴肾经少血多气，起于涌泉，止于俞府（图 6-15）。

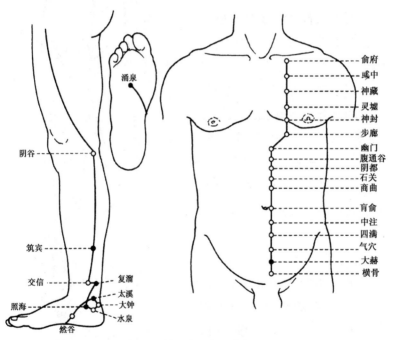

图 6-15　足少阴肾经腧穴图

1. 循行特点

足少阴肾经循行从足走胸；络脉别走足太阳经，主要分布在心包下，贯腰脊；经别和足太阳经至肾，出属带脉，系舌本，出

项合于足太阳；经筋下肢部分布
同经脉，结于阴器，夹脊至项，
结于枕骨，合于足太阳经筋。直
行的主干，从肾向上，通过肝、
膈，进入肺中，沿着喉咙，夹舌
根。本经络系统联系脏腑器官有
肾、膀胱、肝、肺、心、膈、喉
咙、舌、阴器。

足少阴肾经起于足小趾下，
斜走足心（涌泉），出于舟骨粗
隆下，沿内踝后，进入足跟，再
向上行于腿肚内侧，出于腘窝内
侧半腱肌腱与半膜肌之间，上经
大腿内侧后缘，通向脊柱，属于
肾脏，联络膀胱，还出于前（中
极，属任脉），沿腹中线旁开 0.5
寸、胸正中线旁开 2 寸，到达锁
骨下缘（俞府）（图 6-16）。

2. 主要症状

足少阴肾经以经脉循行部
位及相关脏腑病证表现为主。
①循环系统病证：心悸，面色
黧黑。②呼吸系统病证：喘息

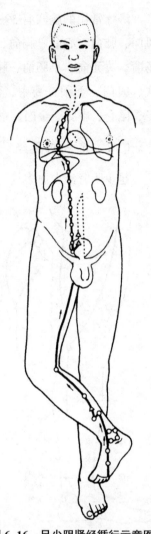

图 6-16 足少阴肾经循行示意图

（呼多吸少），咳血。③泌尿生殖系统病证：遗尿，水肿，遗精，
月经不调。④消化系统病证：奔豚气，五更泄泻，大便秘结。
⑤神经精神方面病证：惊恐不安，心烦，失眠，癫狂。⑥经络病

证：舌干，咽痛，目视不明，腰痛，腹胀满，脊痛，足心热，下肢内侧后廉病变。

3. 病机分析

足少阴肾经之脉起自足小趾斜趋足心，上股内后廉，贯脊属肾，本经病变则下肢内侧后缘疼痛，足心热；足少阴肾经循喉咙，夹舌本，其支者从肺出络心，本经病则舌干，咽喉肿痛，目视不明；肾精亏损，肾阴不足，虚火内动，则咳唾有血；肾为气之根，肾虚则不能纳气，故气喘；肾虚气血流行不畅，则面色黧黑；肾在志为恐，肾气虚，则惊恐不安，心悸，失眠，癫狂；肾虚固摄作用减弱，膀胱失约，则遗尿；肾气不固，则遗精；肾虚，冲任失调，则月经不调；先天不足，后天失养，则可出现奔豚气，五更泄泻，大便秘结。

4. 操作要点

第一步：用 7 号痧疗器 A 端点揉涌泉 10 次。

第二步：用 7 号痧疗器 B 端刮涌泉 10 次，并循经刮各腧穴至复溜。本经踝以下腧穴，可治疗足少阴肾经所过的头面五官疾病、脏腑器官疾病和局部病变。

第三步：用 5 号痧疗器 A 端自踝部复溜到腘窝阴谷，以调理二便、益肾调经、调冲任。

第四步：用 1 号痧疗器 A 端自膝关节阴谷到腹部横骨，力度、速度根据患者的感受，一般以能耐受为佳。

第五步：用 7 号痧疗器 B 端循经沿前胸向心方向刮各腧穴，自腹部横骨至胸部俞府。左右各刮拭 30 ～ 60 次，中等力度，频率 60 次 / 分。气虚较重者可能不出痧或痧象隐隐，不强求出痧。

5. 主要特定穴位

本经有腧穴名 27 个，其中 10 穴分布于下肢内侧面的后缘，其余 17 穴位于胸腹部任脉两侧。较常用的有 10 个，即涌泉、然谷、太溪、大钟、水泉、照海、复溜、阴谷、肓俞、俞府。

（九）手厥阴心包经

手厥阴心包经少气多血，起于胸中天池，止于中指末端的中冲（图 6-17）。

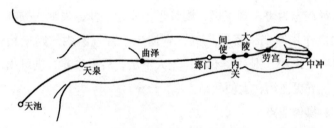

图 6-17　手厥阴心包经腧穴图

1. 循行特点

手厥阴心包经循行从胸走手，络脉在上肢分布与经脉同，系心包，络心系；经别入胸，别属三焦，循喉咙，出耳后，在完骨下合于手少阳；经筋在上肢部分布与经脉同，夹胸胁，散布胸中，结于膈。经络系统联系脏腑器官有心包、心系、三焦、喉咙、耳、膈（图 6-18）。

2. 主要症状

手厥阴心包经以经脉循行部位及心、心包、胸、胃、神志病为主，常见手心热，臂肘挛急，腋下肿胀，甚则胸胁支满，心痛，心中憺憺大动，面赤，烦心，喜笑不休。

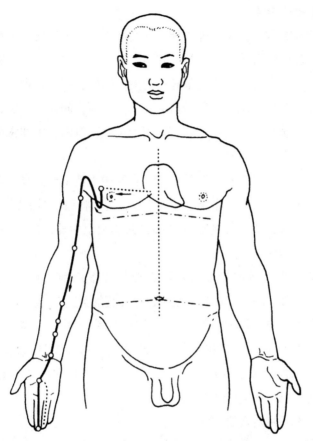

图 6-18　手厥阴心包经循行示意图

3. 病机分析

手厥阴心包经起于胸中，出属心包络，循胸出胁，上行至腋窝，沿上肢内侧中线至掌中。本经病变则手心热，臂肘挛急，腋下肿胀，甚则胸胁支满；络脉受病，心脉瘀阻，则心痛，心中憺憺大动；心主血脉，其华在面，心包有热，则面赤；心主神明，心包受邪，则烦心，喜笑不休。

4. 操作要点

治疗原则：治宜调理心神，通经活络，补虚泻实。本经肘关节以上腧穴，可治疗心、胸、肺病，局部病；肘关节以下腧穴可治疗心脉病、心神病、局部病；内关、间使、劳宫、中冲，常用于急救；劳宫常用于癫狂；内关常用于止呕；间使、内关、郄门常用于心脉病变；大陵、郄门常用于止血；劳宫、中冲常用于泄热；曲泽用于止咳逆。

第一步：用 7 号痧疗器 B 端，自胸中天池刮至天泉，自天泉沿上肢内侧正中刮至曲泽，可治疗心、胸、肺病，局部病。

第二步：用 7 号痧疗器 B 端自曲泽刮至中冲，可治心脉病、心神病、局部病。

第三步：通过辨证与辨病选择相应重点腧穴点、按、揉、刮；可配合灸法、罐疗或刺血法，寒证宜加灸。

注意：①刮按压摩劳宫时，嘱患者微屈指，掌心放松。②注意循经部位关节和骨性标志顺势调整痧疗器具的角度和力度，避免损伤关节和皮肤。③点按揉间使、内关时不宜过度用力，避免损伤正中神经。

5. 主要特定穴位

本经腧穴名 9 个，包括天池、天泉、曲泽、郄门、间使、内关、大陵、劳宫、中冲，全部为痧疗常用穴。

（十）手少阳三焦经

手少阳三焦经多气少血，起于关冲，止于丝竹空（图 6-19）。

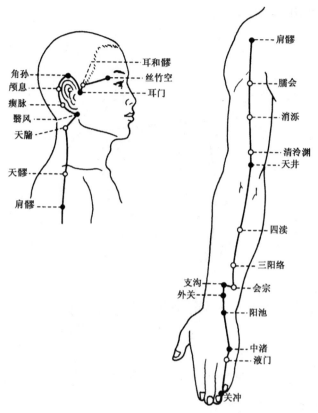

图 6-19 手少阳三焦经腧穴图

1. 循行特点

手少阳三焦经脉，起始于无名指末端，上出于小指与无名指之间，沿着手背至腕部，出于前臂伸侧两骨之间，向上通过肘部，沿着上臂外侧至肩部，交出足少阳经的后方，进入缺盆，分布于膻中，散络心包，向下通过横膈，属于上、中、下三焦。一支脉，从膻中上行，出缺盆部，循项上行，系耳后，直上出耳上方，弯曲下行至面颊，再行至目眶下。一支脉，从耳后分出进入耳中，从耳前浅出，经过上关，与下面颊支相交，行至外眼角

（与足少阳胆经相接）（图 6-20）。

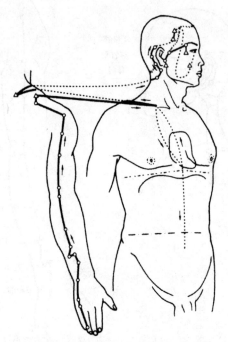

图 6-20　足少阳三焦经循行示意图

2. 主要症状

手少阳三焦经以经脉循行部位及相关脏腑病证表现为主。①脏腑病：腹胀，腹痛，心烦，胸胁痛，遗尿，小便不利，水肿，消渴。②经络病：耳鸣，耳聋，目痛，颊痛颊肿，咽喉肿痛，上肢经脉循行部位病变，项强，口歪。

3. 病机分析

手少阳三焦经脉，其支者，从膻中上出缺盆，上项系耳后，出走耳前，交颊，至目外眦。本经有病，经气不利，故耳聋，耳鸣，咽喉肿痛，目痛，面颊肿痛，项强，口歪。手少阳三焦经脉起于小指、次指之端，上出两指之间，循手腕，出臂外两骨之间，上贯肘，循臑外，上肩，经脉有病，则肩、臂、肘外侧疼痛，小指、次指不用。三焦主持诸气，疏通水道，输布水液，三焦气机不畅，则腹胀，腹痛，胸胁痛，消渴；气化不利，水液泛滥，则水肿；膀胱气化失司，则遗尿，小便不利。

4. 操作要点

治疗原则：治宜通经活络，疏调三焦，虚补实泻，寒甚用温熨法配灸，同时与火罐交替操作。

第一步：用 5 号痧疗器 A 端自关冲，于上肢外侧正中沿经刮按揉，止于丝竹空。

第二步：用 5 号痧疗器 B 端中点对准翳风、角孙、耳门等头颈部腧穴，局部刮点按揉擦。

第三步：用 8 号痧疗器 B 端局部刮点按揉肘以下腧穴。

第四步：通过辨病与辨证重点刮拭腧穴：本经手、腕—肘部穴，治疗本经循行所过的头面、五官病（耳、目、咽喉）、热病和局部病；外关、支沟、天井还可治疗瘰疬、胸胁痛；肘—肩部穴，以局部治疗作用为主；颈、头面部穴，以局部治疗作用为主。

注意：翳风轻刮点按，手法力度不宜太重，避免后遗痛感；耳门轻刮按揉时嘱患者微张口。诸穴均可酌情配用灸法、罐疗或刺血法。

5. 主要特定穴位

本经腧穴名共 23 个，痧疗常用穴位有 16 个，分别是关冲、液门、中渚、阳池、外关、支沟、会宗、天井、臑会、肩髎、天髎、天牖、翳风、角孙、耳门、丝竹空。

（十一）足少阳胆经

足少阳胆经多气少血，起于瞳子髎，止于足窍阴（图 6-21）。

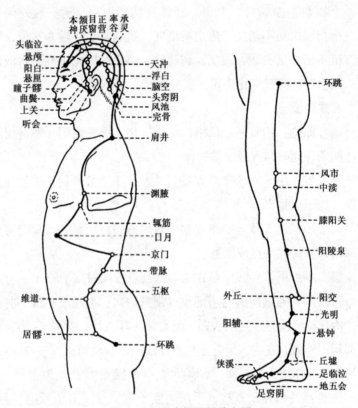

图 6-21　足少阳胆经腧穴图

1. 循行特点

　　足少阳经脉起始于外眼角，向上行至额角，下耳后，沿颈旁，行手少阳三焦经之前，至肩上退后，交出手少阳三焦经之后，进入缺盆。一支脉从耳后进入耳中，走耳前。一支脉从外眼角分出，下向大迎，会合手少阳三焦经至目下，下边经过颊车，下行颈部，会合于缺盆。由此向下进入胸中，通过膈肌，络于肝，属于胆。沿胁里，出于气街，绕阴部毛际，横向进入髋关节部。躯体部主干，从缺盆走向腋下，沿胸侧，过季胁，向下会合于髋关节部。由此向下，沿大腿外侧，出膝外侧，下向腓骨头前，直下到腓骨下段，下出外踝之前，沿足背进入第4趾外侧。足背部支脉，从足背分出，进入大趾缝间，沿第1、2跖骨间，出趾端，回转来通过爪甲，出于趾背毫毛部，接足厥阴肝经（图6-22）。

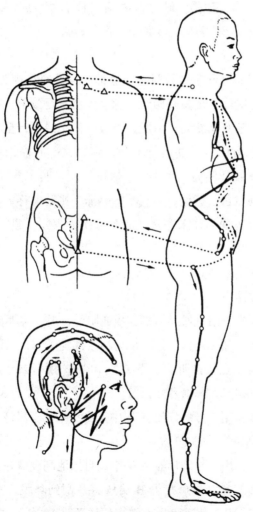

图 6-22 足少阳胆经循行示意图

2. 主要症状

足少阳胆经以循行部位及相关脏腑病证表现为主。①脏腑病：胁下痞块，口苦，黄疸，胁痛，寒热往来，疟疾。②经络病：头痛，头晕，失眠，惊悸，目眩，目赤，耳鸣，耳聋，颔痛，目外眦痛，项强，缺盆部肿痛，腋下肿，瘰疬，腹痛，腰痛，下肢循行部位病变。③其他：面色灰暗。

3. 病机分析

足少阳胆经起于目外眦，上达额。本经有病则头痛，颔痛，目眩，目外眦痛。足少阳胆经支脉者，绕耳经颈部、结喉旁，下行缺盆，经腋窝循胁肋，沿股、下肢外侧中线下行至小趾、次趾之间。本经有病，经气运行不利，则缺盆部肿痛，腋下肿，胸胁、股及下肢外侧痛，足小趾、次趾不用。胆主藏和排泄胆汁，胆汁横溢则口苦，黄疸；胆气不畅瘀滞，则胁肋疼痛、痞块；胆为少阳，可表现为往来寒热，故辨疟疾为少阳；胆气郁结化火，则头晕，目眩，目赤，耳鸣，耳聋；胆为中正之官，具有决断功能，胆病则决断功能失常，故惊悸，失眠。

4. 操作要点

治疗原则：治宜通经活络，疏通胆经，虚补实泻。

第一步：用10号疹疗器A端刮按揉瞳子髎；自瞳子髎循胆经刮至头维；点按揉听会、下关各10次，频率20～30次/分。听会轻刮按揉时，嘱患者微张口。

第二步：用5号疹疗器A端中点自头维刮至风池；用5号疹疗器C端刮搓揉率谷10次。

第三步：用5号疹疗器A端中点自风池刮至肩井。

第四步：用7号疹疗器B端从肩井刮到环跳，左右每侧各10～20次。用7号疹疗器A端点压揉环跳10次。

第五步：用 5 号痧疗器 A 端从环跳刮到膝阳关，左右各 10 ～ 20 次，频率 20 次 / 分。

第六步：用 5 号痧疗器 A 端自阳陵泉刮至悬钟，左右各 10 ～ 20 次，频率 20 次 / 分。

第七步：用 11 号痧疗器 B 端与皮肤呈 45° 夹角，刮按揉悬钟 10 次，频率 30 ～ 60 次 / 分。

第八步：用 9 号痧疗器 A 端从丘墟刮至足窍阴，左右各 10 ～ 20 次，频率 20 次 / 分。

注意：头部诸穴轻刮点按，手法力度不宜太重，避免后遗痛感。

5. 主要特定穴位

本经从头走足，腧穴名共 44 个，痧疗常用穴位 18 个，分别是听会、曲鬓、率谷、完骨、本神、阳白、头临泣、风池、肩井、日月、环跳、风市、阳陵泉、光明、悬钟、丘墟、足临泣、足窍阴。

（十二）足厥阴肝经

足厥阴肝经多血少气，起于大敦，止于期门（图 6-23）。

1. 循行特点

足厥阴经脉起始于大趾背毫毛部，向上沿着足背上行，经距内踝 1 寸处上行，在小腿内侧距离内踝 8 寸处交出足太阴脾经之后，上腘窝内侧缘，循着大腿内侧，进入阴毛中，环绕阴器至小腹内，夹胃，属于肝，联络胆，向上通过横膈，散布于胁肋部，沿喉咙后方，向上进入鼻咽部，连接目系，向上浅出于额部，与督脉交会于头顶百会。一支脉，从目系分出下行颊里，环绕唇内。一支脉从肝分出，通过横膈，向上流注于肺脏（与手太阴肺经相接）（图 6-24）。联系脏腑器官有肝、胆、肺、胃、膈、喉咙、鼻咽部、目系、口唇、睾丸、外生殖器。

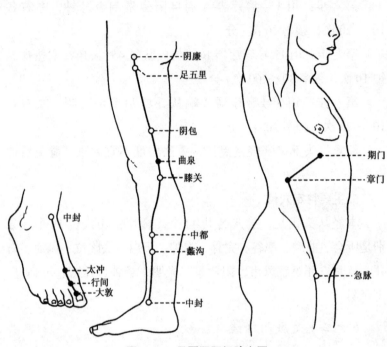

图 6-23　足厥阴肝经腧穴图

2. 主要症状

足厥阴肝经以经脉循行部位及相关脏腑病证表现为主。①脏腑病：黄疸，胁痛，胁胀，口苦，食欲减退，胁下痞块，情志抑郁或易怒，呕吐，小便异常。②经络病：咽喉病，梅核气，小腹痛，疝气，目疾，头痛，面色灰暗，生殖系病，经脉循行部位病变。③其他：发热，癫狂，痫证。

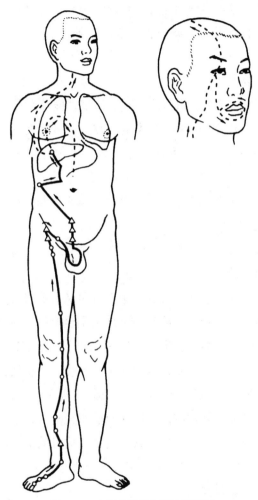

图 6-24　足厥阴肝经循行示意图

3. 病机分析

足厥阴肝经之经气不利，则腰痛不可以俯仰；足厥阴肝经过阴器，抵小腹，布胁肋，肝脉受邪，经气不利，则胸胁胀满疼痛，小腹疼痛，疝气，梅核气；肝脉上行者循喉咙，连目系，上出额至颠顶，本经经气不利，则头痛，咽干，目疾；肝主疏泄，肝气郁结，郁而化火，则口苦，情志抑郁或易怒，发热，癫狂，痫证。

4. 操作要点

治疗原则：治宜疏肝理气，通经活络，虚补实泻。

第一步：用 10 号痧疗器 A 端与皮肤呈 45° 夹角，刮按揉大敦（井）、行间（荥）、太冲（输、原）各 10 次，频率 30 ～ 60 次 / 分。

第二步：用 8 号痧疗器 A 端从太冲刮至中封 10 ～ 20 次，频率 20 次 / 分。

第三步：用 5 号痧疗器 B 端中点自中封刮至曲泉 10 ～ 20 次，频率 20 次 / 分。

第四步：用 5 号痧疗器 B 端中点自曲泉刮至阴廉。

第五步：用 7 号痧疗器 B 端从曲泉刮至章门、期门，每侧各 10 ～ 20 次；用 7 号痧疗器 A 端点压揉章门、期门各 10 次。

注意：①踝—膝部穴，以治疗生殖系病、少腹病、局部病为主。②刮拭胸胁部穴以治疗局部组织器官病为主，寒甚则温灸。③蠡沟、中都在胫骨内侧面的中央只能用轻刮法，期门、章门注意刮拭频率与呼气频率保持一致。④诸穴均可酌情配用灸法、罐疗或刺血法。

5. 主要特定穴位

肝经循行从足走胸，共有腧穴名 14 个，其中大敦、行间、太冲、中封、蠡沟、中都、曲泉、阴包、急脉、章门、期门均为痧疗常用；重点刮拭点按大敦、行间、太冲、曲泉、章门、期门 6 穴。

（十三）督脉

督脉为"阳脉之海"，起于女子胞中、男子肾下（统称小腹内），主干上行于人体后正中线；络脉从长强分出，分布于背项部。本经腧穴名 28 个，均为单穴，腧穴起于长强，止于龈交（图 6–25）。

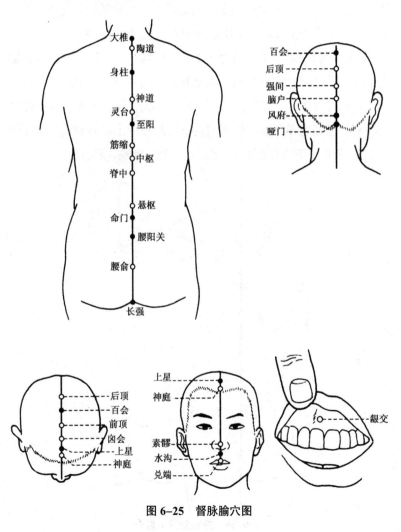

图 6–25 督脉腧穴图

1. 循行特点

督脉的循行分布有四部分：一是起于少腹下内生殖器，经过会阴，与任脉、冲脉相交会，经过长强，向后行于脊柱的内部，上达项后风府，进入脑内，上行到颠顶，沿着前额下行至鼻柱，经素髎、水沟，与手足阳明经相交，经兑端止于上唇系带龈交处。在外行于后背与头正中线。二是分支从少腹，经过肚脐中央、心、喉，到达面部，环绕口唇，至两目之下中央承泣穴。三是从会阴部向后绕行臀部，合于足少阴经贯脊，到达肾脏。四是与足太阳同起于目内眦，向上经过额部，与督脉会于颠顶，入络脑，退出后分成两支经项部下行，循经肩胛内侧，夹着脊柱抵达腰中，入体腔内联络肾脏（图6-26）。联系脏腑器官有子宫、心、脑、肾、咽喉、唇、目。

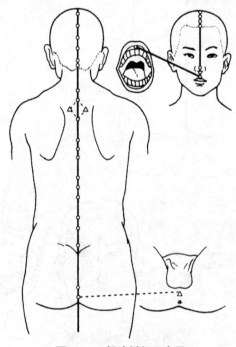

图6-26　督脉循行示意图

2. 主要症状

主治神志病，脊强反折，癫痫，热病，腰骶、项背、头部病证及相应的内脏疾病等。主要临床表现为角弓反张，项背强直，牙关紧闭，四肢抽搐，头痛，头昏头重，眩晕，健忘，耳鸣耳聋，甚则昏迷、发热，或腰膝酸软，佝偻形俯，男子阳事不举、精冷薄清、遗精，女子小腹坠胀冷痛、宫寒不孕。

3. 病机分析

督脉起于会阴，并于脊里，上风府，入脑，上颠，循额，总督诸阳，为"阳脉之海"。督脉主干行于背部正中，入属于脑，背为阳，"头为诸阳之会"。邪犯督脉，则角弓反张，项背强直，牙关紧闭，头痛，四肢抽搐，甚则神志昏迷，发热。督脉与足厥阴肝经会于颠顶，与肝肾关系密切，督脉之海空虚不能上荣充脑，髓海不足，则头昏头重，眩晕，健忘；两耳通于脑，脑髓不足则耳鸣耳聋；督脉沿脊上行，督脉虚衰，经脉失养，则腰脊酸软，佝偻形俯。督脉主司生殖，督脉阳气虚衰，推动温煦固摄作用减弱，男子阳事不举、精冷薄清、遗精，女子小腹坠胀冷痛、宫寒不孕，腰膝酸软。

4. 操作要点

本经腧穴均具有治疗神志病的作用，可用于治疗癫狂、痫证、神志不清等；头项部穴可用于治疗鼻病、感冒；大椎穴治疗范围较广；百会穴有升阳举陷的作用。

操作体位：刮拭百会至长强穴，患者取俯卧位，两手放于身体两侧或交叉放于胸前部，术者立于患者一侧；刮拭面部时，患者取仰卧位，术者坐于患者头端床头正后方。

第一步：用6号痧疗器A端从百会刮至脑户，以直线轻刮10～20次为宜。

第二步：用 1 号痧疗器 A 端从脑户刮至大椎，以直线轻刮 10 ～ 20 次为宜。

第三步：用 1 号痧疗器 A 端行直线轻刮法，从大椎沿脊柱正中向下刮至长强穴，以轻刮 10 ～ 20 次为宜。

第四步：用 4 号痧疗器 A 端行平补平泻刮法，以"丫"形线从大椎向下刮到至阳，刮拭 10 ～ 20 次。

第五步：用 4 号痧疗器 A 端行平补平泻刮法，以"丫"形线从至阳至长强，刮拭 10 ～ 20 次。身体消瘦、椎体棘突明显突出者，宜用 4 号痧疗器 A 端"丫"形边角，由上向下依次点压按揉每一个椎间隙 3 ～ 5 次，以局部有酸胀感为宜。

第六步：开天门，从印堂刮至百会。

第七步：点按揉刮兑端、人中（水沟）至素髎。

注意：长强、哑门、风府点按时注意点按方向和力度；背部穴点按严格控制力度，宜柔和，禁忌用力粗暴；诸穴均可酌情用灸法、罐疗或刺血法。

5. 主要特定穴位

督脉共有 28 个穴位，常用的仅有 9 个：长强、命门、至阳、大椎、风府、后顶、百会、上星、水沟（人中）。

（十四）任脉

任脉腧穴名 24 个，均为单穴，起于会阴，止于承浆（图 6-27）。任脉为"阴脉之海"，意即统任所有的阴经。任脉主干行于腹，腹为阴，诸阴经均直接或间接交会于任脉。

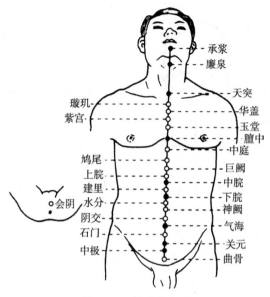

图 6-27 任脉腧穴图

承浆
廉泉
天突
璇玑
紫宫
华盖
玉堂
膻中
中庭
鸠尾
上脘
建里
会阴
水分
阴交
石门
中极
巨阙
中脘
下脘
神阙
气海
关元
曲骨

1. 循行特点

任脉起于小腹内，下出会阴，向上行于阴毛部，沿着腹内，向上经过关元等穴，到达咽喉部，再上行环绕口唇，经过面部，进入目眶下（图 6-28）。

2. 主要症状

主治妇科、男科病，奔豚气，腹痛，疝，瘕，喘咳，痿证，胸肺病，脾胃病，面口目病等经脉所过部位的病候。任脉的另一功能是"主胞胎"，即与生育功能有关。

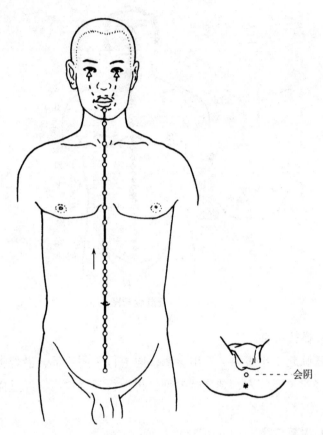

图 6-28　任脉循行示意图

3. 病机分析

　　任脉起于胞中，行于身前，沿正中线上行，对于阴经气血具有调节作用，有"阴脉之海"之称。任脉阻滞不通，气滞瘕聚则少腹积块，胀满疼痛，游走不定；任脉不通，肝经气滞，则睾丸胀痛、疝气。"任主胞胎"，能调节月经，促进女子生殖功能，维持妊娠。任脉虚衰不能妊养胞胎，则胎动不安，少腹坠胀，阴道下血，甚或滑胎；任脉虚衰，不能调节月经，则月经愆期，或经闭，或淋沥不尽；任脉虚衰，气血失于濡养，则头晕目花，腰膝酸软。

4. 操作要点

本经诸穴均可治疗就近部位的脏腑器官病变；会阴治疗局部病变、急救；曲骨—神阙主治二便病、生殖系病、少腹部病。中极、关元、气海、神阙具有强壮作用；水分—中庭主治脾胃病、水液代谢障碍所致的病变、腹部病、心胸病；膻中—天突主治心胸病、肺病、气机逆乱病变；廉泉、承浆主治局部病变。

注意：会阴、曲骨、中极、关元、石门等下腹部腧穴孕妇慎用。诸穴均可酌情用灸法、罐疗或刺血法。

5. 主要特定穴位

任脉共有 24 个穴位，痧疗常用的有 14 个，即会阴、中极、关元、气海、阴交、神阙（脐中）、下脘、中脘、上脘、巨阙、鸠尾、膻中、天突、承浆。

（十五）经外奇穴

以下 27 个经外奇穴在鍉圆针系统痧疗中常常用到，并且往往有奇效：四神聪、印堂、太阳、鼻通、耳尖、安眠（头）、子宫、定喘、八华、胰俞、腰眼、十七椎、华佗夹脊、十宣、四缝、八邪、落枕、腰痛、二白、扭伤穴、尺桡、失眠（足底）、内踝尖、外踝尖、阑尾点、胆囊点、百虫窝。

四、络脉痧疗证治

十二经脉在四肢部分各分出一络，再加躯干部的任脉络（前身）、督脉络（后身）及脾之大络（侧身），总为十五络脉。四肢部的十二络，主要沟通表里两经，又有补充经脉循行不足的作用；躯干部三络，分布于身前、身后、身侧，起渗灌气血的作用。络脉与经别比较，特点是主外，各有一络穴，有所主病证。因此，络脉在痧疗中起着比较重要的作用（表 6-2）。

表 6-2　十五络脉所主病证及操作手法

十五络脉	络穴名称	所主病证	操作手法
手太阴络脉	列缺	实证为手腕和手掌部灼热；虚证为张口出气，尿频，遗尿	使用 4 号痧疗器 A 端，自列缺沿肺经向大拇指桡侧行"丫"形线刮法；再用 3 号痧疗器 A 端在大鱼际施以按揉刮法
手阳明络脉	偏历	齿痛、齿冷，耳鸣，耳聋，胸膈痹阻不通	使用 11 号痧疗器 A 端，刮点按揉偏历
足阳明络脉	丰隆	气厥逆之喉部肿痛，突然音哑；躁狂、痴癫，下肢肌肉萎缩无力	使用 1 号痧疗器 A 端，在丰隆穴处刮按揉；在丰隆至膝外侧施以直线刮法
足太阴络脉	公孙	吐泻，腹内绞痛，腹部胀气	使用 10 号痧疗器 A 端，刮点按揉压公孙穴，沿线向陷谷穴刮拭
手少阴络脉	通里	胸膈支撑胀满，中风后遗症之语言不利	使用 10 号痧疗器 A 端刮点按揉压通里穴，再自神门经阴郄、通里刮至灵道
手太阳络脉	支正	肘部痿废不用，关节弛缓；皮肤赘生小疣	使用 10 号痧疗器 A 端，在支正穴刮点按揉
足太阳络脉	飞扬	鼻塞、流清涕，头痛，背痛，鼻出血	使用 3 号痧疗器 A 端刮揉飞扬

续表

十五络脉	络穴名称	所主病证	操作手法
足少阴络脉	大钟	肾虚腰痛，腰膝酸软，小便不利，心烦，更年期综合征，前列腺肥大	使用10号痧疗器A端，在踝部大钟穴施以点按刮揉
手厥阴络脉	内关	心绞痛，心中烦乱，高热神昏，胸闷气短，心悸怔忡，惊悸	使用8号痧疗器A端在内关穴施以点按揉刮
手少阳络脉	外关	肘关节拘挛，肘关节松弛不能收屈，上肢或手部肿胀，胸闷气短	使用8号痧疗器A端点按揉外关穴
足少阳络脉	光明	足部厥冷，下肢瘫痪，痿证，近视，目疾，口苦，偏头痛	使用8号痧疗器A端点压光明穴，在光明穴及周围施以刮法
足厥阴络脉	蠡沟	主治睾肿卒疝、暴痒挺长	使用8号痧疗器A端点按蠡沟，后施刮法
脾之大络	大包	周身酸痛，关节松弛、软弱无力，糖尿病，呃逆，梅核气	使用7号痧疗器B端在大包穴刮拭
任脉络	鸠尾	腹皮痛，脘部不适，脐中瘙痒	使用1号痧疗器A端点按揉刮鸠尾穴
督脉络	长强	头重，脊强反张，痔疮，肛裂	使用1号痧疗器A端刮按揉长强穴

五、经筋痧疗证治

"筋"，《说文解字》释作"肉之力也"，意指能产生力量的肌肉；而"腱"是筋之本，是筋附着于骨骼的部分。全身筋肉按经络分布部位也分成手足三阴三阳，即十二经筋。经筋附属于十二经脉，各起于四肢末端，结聚于各大关节和骨骼部，有的进入胸腹腔，但不像经脉那样属络脏腑。阳经筋行肢体外侧，阴经筋行肢体内侧；手足三阳之筋都到头目，手三阴之筋到胸膈，足三阴之筋到阴部。

经筋具有联络四肢骨骼、关节，保持人体正常姿势，约束骨骼，活动关节，完成人体各种正常活动的作用。经筋发生病变，就会出现各种活动异常的病变，如面瘫、中风、痿证、痹证、转筋、抽搐等。十二经筋要维持正常的生理功能，必须依赖十二经脉所运行的气血濡养。当经筋有病变的时候，可在病变局部循经取穴进行刮拨点按治疗。《灵枢·经筋》在论述经筋病变时说："治在燔针劫刺，以知为数，以痛为腧。"明确提出了治疗经筋病变，"以痛为腧"的局部取穴法（表6-3）。

表6-3　十二经筋所主病证及痧疗操作手法

十二经筋	循行路线	所主病证	痧疗操作手法
手太阴经筋	起于手大拇指上，结于鱼际后，行于寸口动脉外侧，上沿前臂，结于肘中；再向上沿上臂内侧，进入腋下，出缺盆，结于肩髃前方，上面结于缺盆，下面结于胸里，分散通过膈部，到达季胁	胁肋拘急，上逆吐血，本经循行线路出现僵滞、痉挛和酸痛	寸口外侧、肘前、腋前处使用4号痧疗器A端，施以"丫"形线刮法；使用4号痧疗器B端行直线刮法
手少阴经筋	起始于手小指内侧，结于腕后豆骨处，向上结于肘内侧；上入腋内，交手太阴经筋，伏行于乳里，结于胸中；沿膈向下，联系于脐部	脐上、心下有积块伏而不动，肘部支撑不适、掣引转筋和酸痛	使用8号痧疗器B端在腕上内侧后缘筋腱处、肘内侧后缘筋腱处施以拨法

续表

十二经筋	循行路线	所主病证	痧疗操作手法
手厥阴经筋	起始于中指,与手太阴经筋并行,结于肘部内侧;上经上臂内侧,结于腋下,分散前后夹在胁旁;分支进入腋内,散布于胸中,结于膈部	经筋循行部位僵滞不适、转筋,以及胸痛气急、呃逆等胸膈证候	肘内正中大筋处可使用8号痧疗器B端行刮拨法
手太阳经筋	起始于手小指的上边,结于腕背,上沿前臂内侧,结于肱骨内上髁后,以手弹该骨处,有感传可及于手小指之上;进入后,结于腋下。其分支走肘后侧,向上绕肩胛部,沿着颈旁出走足太阳经筋的前方,结于耳后乳突部;分支进入耳中;直行的出于耳上,向下结于下颌处,上方的连属于眼外眦	腋下或上臂外侧后缘酸痛,肘内锐骨后缘疼痛,手小指僵滞不适;绕肩牵引颈部作痛、颈筋拘急、筋痿、颈肿发寒热等颈部病证	腕部外侧后缘、肱骨内上髁后筋处使用8号痧疗器A端行拨法;肩胛后缘、耳后颈项部经筋过处使用7号痧疗器B端行刮拨
手少阳经筋	起始于第4指末端,结于腕背,上沿前臂外侧,结于肘尖部,向上绕行于上臂外侧,走向颈部,会合于手太阳经筋。其分支当下颌角部进入,联系于舌根;一支上下颌关节处,沿耳前,连接目外眦,上达额部,结于额角	舌卷缩,颞颌关节紊乱症,上肢外侧本筋循行部位僵滞不舒、转筋掣引	手背近腕处及肘尖本经筋通过部使用8号痧疗器A端刮拨;下颌关节处至耳前使用5号痧疗器A端刮拨

十二经筋	循行路线	所主病证	瘀疗操作手法
手阳明经筋	起于食指末端，结于腕背，向上沿前臂外侧，结于肩髃；其分支绕肩胛，夹脊旁；直行者，从肩髃部上颈；分支上面颊，结于鼻旁；直行的上出手太阳经筋的前方，上额角，络头部，下向对侧颔部	本经筋所经之处的僵滞、酸痛及痉挛，肩关节不能高举，颈不能向两侧转动	使用7号瘀疗器B端刮拨肘外侧前缘及肩峰处
足太阴经筋	起始于足大趾内侧端，上行结于内踝；直行向上结于膝内辅骨（胫骨内侧髁部），向上沿着大腿内侧，结于股前，会聚于阴器部。向上到腹部，结于脐，再沿着腹内结于肋骨，散布到胸中，在内的经筋则附着于脊柱	大趾僵滞不适，内踝部痛，转筋，膝内侧骨痛，股内侧牵引髀部酸痛，阴部扭转疼痛，并上引脐及两胁作痛，牵引胸中和脊内疼痛	股前本经筋过处使用2号瘀疗器A端在耻骨联合上缘筋结处轻刮
足少阴经筋	起于足小趾的下边，同足太阳经筋并斜行内踝下方，结于足跟，与足太阳经筋会合，向上结于胫骨内侧髁下，同足太阴经筋一起向上，沿大腿内侧，结于阴部，沿脊里，夹膂，向上至项，结于枕骨，与足太阳经筋会合	小腿内及足下转筋、疼痛；痫证抽搐和项背反张；项背部筋急，身体不能前俯，腹部筋急、痉挛，身体不能后仰之症	内踝下方与本经筋过处，使用8号瘀疗器A端刮拨

续表

十二经筋	循行路线	所主病证	痧疗操作手法
足厥阴经筋	起于足大趾上边，向上结于内踝之前。沿胫骨向上结于胫骨内侧髁之上，向上沿大腿内侧，结于阴部，联络各经筋	足大趾僵滞不适，内踝前部痛，膝内侧疼痛；阳痿不举，阴器缩入不出或松弛	使用8号痧疗器A端刮拨；在足大趾根部上边筋过处施拨法；再沿本经筋至踝前施以刮法。使用5号痧疗器A端沿本经筋大腿内侧施以直线刮法
足太阳经筋	起于足小趾，向上结于外踝，斜上结于膝部，在下者沿外踝结于足跟，向上沿跟腱结于腘部，其分支结于小腿肚（腨外），上向腘内侧，与腘部另支合并上行结于臀部，向上夹脊到达项部；分支结于舌根；直行者结于枕骨，上行至头顶，从额部下，结于鼻；分支形成"目上网"（即上睑），向下结于鼻旁，背部的分支从腋行外侧结于肩髃；一支进入腋下，向上出缺盆，上方结于耳后乳突（完骨）。又有分支从缺盆出，斜上结于鼻旁	足小趾僵滞不适，足根部掣引酸痛，腘窝部挛急，脊背反张，项筋拘急，肩不能抬举，腋部僵滞不适，缺盆中如扭掣样疼痛，不能左右活动	可全程使用7号痧疗器A端刮拨。扳机点用7号痧疗器B端点按揉、A端刮拨相结合，可疏通筋结，使经筋恢复弹性

十二经筋	循行路线	所主病证	痧疗操作手法
足少阳经筋	起于第4趾，向上结于外踝，上行沿胫外侧缘，结于膝外侧；其分支起于腓骨部。上走大腿外侧，前边结于"伏兔"，后边结于骶部。直行者，经季胁，上走腋前缘，系于胸侧和乳部，结于缺盆。直行者，上出腋部，通过缺盆，行于太阳经筋的前方，沿耳后，上额角，交会于头顶，向下走向下颌，上结于鼻旁。分支结于目外眦，成"外维"	足第4趾僵滞不适、掣引转筋，并牵连膝外侧转筋，膝部不能随意屈伸，腘部的经筋拘急，前面牵连髀部，后面牵引尻部，向上牵及胁下空软处及胁部作痛，向上牵引缺盆、胸侧，颈部所维系的筋发生拘急，若从左侧向右侧维络的筋拘急时，则右眼不能张开，左右之筋相交叉，左侧的维络右侧，故左侧的额角受伤会引起右足不能活动	使用3号痧疗器A端刮拨外踝部、膝外侧部、风市穴、骶部、头项经筋循行部位
足阳明经筋	起于第2、3、4趾，结于足背；斜向外上盖于腓骨，上结于膝外侧，直上结于髀枢（大转子部），向上沿胁肋，连属脊椎。直行者，上沿胫骨，结于膝部；分支结于腓骨部，并合足少阳的经筋。直行者，沿伏兔向上，结于股骨前，聚集于阴部，向上分布于腹部，结于缺盆，上颈部，夹口旁，会合于鼻旁，上方合于足太阳经筋——太阳为"目上网"（下睑）。其中分支从面颊结于耳前	足中趾掣强、胫部筋肉痉挛，下肢跳动、僵硬不舒，股前筋肉拘急，股前部肿，疝气，腹部筋肉拘急，向上牵制到缺盆和颊部；突然发生口角㖞斜，寒袭眼睑不能闭合，热盛筋松则眼睑不能睁开	足背行拨法、滚法均可，腓骨部经筋行拨法。足背拨法可使用10、11号痧疗器A端；滚法则使用3号痧疗器A端顺筋滚动；腓骨部拨法使用8号痧疗器B端比较应手

六、皮部痧疗证治

（一）皮部的概念

皮部是皮肤按经络所属分区。十二皮部是中医根据十二经脉的分布和濡养范围，将皮肤划分为十二部分，并分属于十二经脉，是经络系统的组织结构之一，也是十二经脉在皮肤上所分属的部位。皮部位于机体的最外层，是机体卫外的第一道屏障，有保护机体、抵御外邪的作用。皮部通过络脉—经脉—脏腑相通，其卫外作用主要依赖卫气，卫气随经络敷布于皮部，卫气强则皮部健，皮部健则外邪不入。皮部具有抗御外邪、保卫机体和反映病候、协助诊断的作用。

（二）适应证及操作手法

皮部是邪气出入的门户，当皮部处于非健康状态时，外邪便乘虚由此而入，通过皮部—络脉—经脉—脏腑直中体内；反之，脏腑发生病变，亦可由此渠道传至皮部，将内脏之病反映到皮部，出现色泽改变、局部结节或压痛等改变。在病理上，皮部具有传注病邪、反映病候的作用。《素问·皮部论》说："是故百病之始生也，必先于皮毛，邪中之则腠理开，开则入客于络脉，留而不去，传入于经，留而不去，传入于腑，廪于肠胃。"可见皮部与整个机体经络、脏腑之间有着密切的联系。因此，通过外部的诊察和施治可推断和治疗内部的疾病。鍉圆针系统痧疗的刮法、点按法、抹法、温熨法等就是皮部理论的应用（表6-4）。

表6-4 六经皮部所主病证及痧疗操作手法

六经皮部	分布	所主病证	痧疗操作手法
太阳皮部	分布在人体额中、头项中部、背部、腿后部、上肢外侧，是人体面积最大的皮部	恶寒发热，头项强痛，脉浮。病位在表，故称表证	头部用8号痧疗器A端，项中部、背部、腿后部、上肢外侧用1、2、3号痧疗器A端，以轻刮法为主，以解表疏风
阳明皮部	分布在人体正面、肢体外侧	身大热、汗大出、口大渴、脉洪大，日晡潮热，手足汗出，腹部胀满疼痛，大便秘结，或热结旁流，舌苔厚黄十燥，脉沉迟有力或滑数	在胸腹宜使用1、2、3号痧疗器刮揉；下肢以刮法、空叩法为主，以清热祛邪
少阳皮部	分布在手足少阳经脉体表，布于胁肋，外邻太阳，内接阳明，介于太阳与阳明之间，司职升降和运转	口苦咽干，目眩，头侧痛，寒热往来，胸胁苦满，心烦喜呕，食欲不佳等；胁下硬满、骨节弛缓等症有些也是少阳之为病	头部、上肢使用7号痧疗器B端行直线刮法，胁部行弧线刮法，扳机点处亦可施以点按法，腿外侧行空叩法，以和解少阳
太阴皮部	分布于人体两胁和上下肢内侧的肺、脾经循行体表部位	腹满而吐，食不下，自利益甚，时腹自痛	使用1、2、3号痧疗器A端，以团揉法为主，以补虚祛寒
少阴皮部	分布在上、下肢内侧心、肾及任脉循行体表部位	脉微细，但欲寐，心烦不得卧，口燥咽干，舌红少苔，脉细数	使用7号痧疗器B端，以轻刮主
厥阴皮部	分布于人体上下肢内侧及乳下、腹股沟、阴器处，在心包、肝经循行的体表部位	消渴，气上撞心，心中疼热，饥而不欲食，或下利	以7号痧疗器B端刮拭

（三）皮部触诊

皮部触诊即使用鍉圆针定量疹疗器在人体阴阳各三经皮部施以轻柔刮、压、叩等，发现有结节、条索状物等有形之病理产物或出现疼痛症状，根据所属皮部可确定六经病证。鍉圆针触皮部诊法对确定病位、全面诊治非常实用。在临床症状不明显、脏腑辨证不明确及患者口述表达有困难，或已有基本诊断需进一步确定脏腑所属病证时，可选择使用。

例如，患者王某，发热 39℃以上 3 天，头痛，周身酸痛，呼吸喘促，无汗，口服布洛芬、静脉滴注抗生素均无效，应用鍉圆针皮部触诊法发现该患者上肢太阳皮部有触痛和条索状结节，即诊断为太阳伤寒证。鍉圆针系统疹疗施以清太阳表实治法，30 分钟即微微汗出，60 分钟热退如常。

六经皮部在鍉圆针系统疹疗中起着十分重要的作用，不仅诊治疾病时使用，在生活保健中也占有重要地位，使用疹疗器具经常在体表（皮部）刮、点、按、滚、叩，使其受到良性刺激，相应的经络、脏腑就会逐渐地强健起来，有效地预防疾病的发生。

七、气街、四海理论的应用

气街、四海主要说明全身经络气血在上下分部中还有内外之间的分段汇通关系。《灵枢·海论》说："人亦有四海、十二经水，经水者，皆注于海。"即指十二经脉像水流一样汇通于四海。气街与十二经的标部相通，汇合于四海，故"海"是经络气血精神的最大集合体。

（一）气街

1. 气街的概念

气街，是经气汇聚、纵横通行的共同道路，是头、胸、腹及胫的纵横交错网络状通道。人体四肢末端是阴阳经会合之处，也是经气通行的大络脉。气在头者，止之于脑；气在胸者，止之膺与背俞；气在腹者，止之背俞与冲脉于脐左右之动脉；气在胫者，止之气街与承山踝上以下。因此，头、胸、腹、胫四气街，是经气循行的径路。根据《灵枢·动输》记载，气街在生理功能上参与机体的经气运行，当经络遇邪侵袭而被阻绝时，则四街径路就会开通，当四末的邪气得以解除，则络脉又沟通，经气又从这里输转会合，以保证经气运行的周而复始，永不停息。

2. 气街的内容

气街部位有四，即头、胸、腹、胫。

头气街：聚于脑部，六阳经均上头，六阴经通过经别上头；奇经八脉（除带脉外）均上头。

胸气街：聚于胸前及背俞穴（肺俞、厥阴俞、心俞），与手三阴经关系密切，因手三阴经起于和居于胸中。

腹气街：聚于背俞（肝俞、脾俞、肾俞等）和腹部脐旁的冲脉交会穴（肓俞、关元等）；聚集通行于背腰部的背俞，以及腹前冲脉在脐左右动脉处，此与足三阴经关系密切。

胫气街：聚于少腹的气冲穴和承山穴及踝上下的部位，与循行于下肢的足六经关系密切。

3. 气街理论的应用

气街理论阐述了头、胸、腹、胫部是经气会合循行的共同通道，四气街通过经气分别将头、胸、腹、胫各部所属的脏腑、器官、经穴紧密联系为一体，使各部形成相对独立的功能系统。脏腑气血通过气街而直达于外，灌注于诸经；诸经气血也可借气街直达于内，以养脏腑。因此，某脏有病，不仅可以使用相通经脉，亦可应用相应的背俞穴治疗。例如，临床上头痛、头晕疾患，可取头气街之腧穴百会、风池等治疗；胸满、咳喘，可取胸气街之腧穴中府、肺俞等行刮擦，疏通该脏气街，调动脉气运行。又如，脾、肾有病，除在下肢经脉治疗外，背俞穴和腹部亦可作为治疗部位。下肢痿痹，可取胫气街之腧穴髀关、伏兔、足三里等行刮按点揉治疗。腹部团揉法健脾益肾效果甚佳，不仅由于经脉所行，也是气街所在。鍉圆针系统痧疗疏通气街从一定意义上来讲，可谓气街所通，主治所及。

（二）四海

"四海"是髓海、气海、血海、水谷之海的总称。海为百川归聚之所，对人类的作用不仅是提供丰富的各类可用资源，也为调节整个地球水平衡发挥重要作用。这里用自然界水流之规律来比拟经络气血的汇聚之处。对四海的记载首见于《灵枢·海论》，其云："人有髓海、有血海、有气海、有水谷之海，凡此四者，以应四海也。"

1.四海的概念

海，是百川归聚之所，凡庞大的汇合所在均可以喻之为"海"。在经络理论中，认为十二经脉运行气血，就像大地上的水流，故被称为"十二经水"。在十二经内流行的气血就像百川最终汇归于大海，由此便形成了"海"的概念。四海是人体髓海、气海、水谷之海、血海的总称，是十二经脉气血从产生、分化到汇聚的4个部位。

2. 四海的内容

四海的部位与气街的划分有相似之处。四海的部位各有所在,脑为髓海,髓海居于脑,内聚髓,藏神气。髓海的产生与肾精和后天之精密切相关,亦与人的神明变化密切相关,"脑为元神之府""头者精明之府",说明髓海是神气的本源,是脏腑、经络活动的主宰。膻中为气海,气海居上焦,内聚宗气,宗气由自然界吸入的清气和水谷之精气组合而成。宗气走息道而司呼吸,贯心脉以行气血。胃为水谷之海,居中焦,内聚水谷之气,是营气、卫气的化源。冲脉为血海,源于胞宫,居下焦,内聚元气。元气为人体生命活动的原动力,也与人的生殖密切相关。四海各有所通腧穴(表6–5)。

表6–5 四海部位及输注穴

四海	部位	所输注穴	
		上输注穴	下输注穴
脑为髓海	头	百会	风府
膻中为气海	胸(上焦)	大椎	人迎
胃为水谷之海	上腹(中焦)	气冲	足三里
冲脉为血海	下腹(下焦)	大杼	上巨虚、下巨虚

四海对于人体具有十分重要的意义。《灵枢·海论》说:"凡此四海者……得顺者生,得逆者败;知调者利,不知调者害。"指出四海皆有顺逆,临证和养生贵在遵法调治。

3. 四海理论的应用

四海理论在鍉圆针系统疹疗中应用较多。四海理论强调了水谷、气、血、脑髓对人体的重要作用,指出了四海是全身精神、气血化生和汇聚之处。

四海理论在说明人体生理病理和疾病诊治方面有重大意义。脑为髓海，人的精神意识思维活动，视听嗅言、肢体运用等皆归于脑的生理功能。头脑是精神的最高主宰，是神气的本源。髓海失调，就会产生有余和不足，而出现相应病证，如《灵枢·海论》说："髓海有余，则轻劲多力，自过其度；髓海不足，则脑转耳鸣，胫酸眩冒，目无所见，懈怠安卧。"鍉圆针系统痧疗醒脑益智法取髓海所输注之穴百会、风府及其他有关腧穴进行刮拭、梳经、点按治疗，依据之一就是四海理论的脑为髓之海。

膻中被称为气海，为宗气所聚之处。宗气走息道以行呼吸，贯心脉而行气血。心肺两脏正常功能的发挥与宗气的盛衰有关，气海失调，也会产生有余和不足的病证，如《灵枢·海论》说："气海有余者，气满胸中，悗息面赤；气海不足，则少气不足以言。"鍉圆针系统痧疗的刮膻中开胸理气，取气海所通腧穴大椎、人迎及其他有关腧穴进行点按刮拭治疗，也是四海理论的应用。

胃称水谷之海，是营卫气血的本源，五脏六腑皆禀气于胃，故又称胃为"五脏六腑之海"，为足阳明经所属。临床刮拭点按水谷之海所通腧穴足三里及其他有关腧穴治疗胃痛及胃部疾患。

冲脉为血海和十二经之海，与任脉、督脉同起于胞中，联带脉、注少阴、并阳明、及太阳，贯穿全身，临床治疗血虚、血瘀、出血之证往往于下腹部施以团揉法对大杼、上巨虚、下巨虚及其他有关腧穴进行点压刮按。

可见，四海各有其功能特点，又相互配合，共同维持全身的气血、津液和精神，是十二经脉的依归，是对头、胸和上下腹功能的最大概括。十二经脉通于四海，是以四海为中心归纳各经脉的一些特点，由四海起总领的作用。四海之间又互相配合，水谷之海是化生血气的本源，其上部为气海，主一身之气；下部为血海，主一身之血；血气之精华则上聚于髓海。四海理论应用于鍉圆针系统疹疗的特点是操作最直接简捷、适应证最广泛、疗效最迅速。

八、经络检测辅助系统

中医学认为人体是一个内外联系、自我调节的有机整体，人体的健康主要取决于身体内部各脏腑本身及之间的相互平衡。经络平衡是人体健康的重要标志之一，也是衡量人体是否患有某些疾病或评测身体功能状态的指标。而在此基础上发展起来的经络检测辅助系统在鍉圆针系统疹疗辨证论治中具有一定的理论意义和临床价值。

近半个世纪以来的研究表明，经络气血的本质与交感神经及其支配的血管功能有密切关系，其活动规律可用经脉循行部位的生物电——经脉穴位上的皮肤电（电位或电阻）来显示。

依据经络理论，应用卫生统计学和模糊数学原理，应用经络诊断仪、双向等幅中频脉冲电感应器测定人体穴位的电能量值，选择双侧原穴、井穴、背俞穴和募穴同时测定电阻比值，将数据传送到中央数据库，完整地捕获、跟踪、识别和度量经络现象，与保存的医学专家模型分析对比，对被检测者的健康状况做出评价，并且与鍉圆针系统疹疗辨证论治关联，给予辅助治疗方案，这也是疹疗深化系统研究的重要课题。

《灵枢·九针十二原》说："所出为井，所溜为荥，所注为俞，所行为经，所入为合。""原穴"为脏腑元气留止的部位，"井穴"为脏腑经气所出的部位，"背俞穴"为脏腑之气输注于腰背部的腧穴，"腹募穴"为脏腑之气积聚于胸腹部的穴位。这四种穴位治疗上常常相互配合，诊察脏腑证候时也常相互为用。

《灵枢·卫气》说："气在胸者，止之膺与背俞；气在腹者，止之背俞与冲脉于脐左右之动脉者。"这说明脏腑之气与俞募穴是相互贯通的，也就是二者之间是依靠胸部和腹部气街而紧密联系。井穴位于四末，属于"四根"，头、胸、腹三部属于"三结"，依靠气街也和俞募穴建立起密切联系，同一条经脉上的井原穴走行相同，其所主、所络脏腑均相同，因其所属的神经节段相同，故原穴和井穴主治、机能也相似。有学者对井原穴与募俞穴四种穴位之间进行一致性检测，测量结果提示人体井穴、原穴、背俞穴、募穴的相应穴位均显示良好的正相关的一致性。井原穴和俞募穴经络值存在高度关联，为鍉圆针系统痧疗经络检测选取井原穴，简易进行人体健康状态评估提供了科学依据。

（一）原穴和井穴的应用

原穴与三焦密切相关。三焦为"原气之别使也"，导源于脐下"肾间动气"，关系着整个机体的气化功能，特别对促进五脏六腑的生理活动有着很大的意义。"井穴"犹如地下所出之泉，为经气所发，脉气浅少，穴多位于四肢末端。井穴具有泄本经实热和醒脑开窍的作用，病在脏者取井穴，多用于各种急救，如点刺十二井穴可以抢救昏迷。

鍉圆针系统痧疗使用点压或点刺等手法在原穴上进行治疗，可以和内调外，宣上导下，通达一身之元气，调节脏腑的各种机能，促使阴阳平衡。原穴不仅对本脏腑、本经脉的急、慢、虚、实证均有较好的调治功效，同时也对预防该经疾病和保健起着重要的作用。

鍉圆针系统痧疗使用点压、滚摩等法在井穴进行操作，可以表里皆治，对表里二经的症状均起作用。

原穴与井穴配合治疗同一证候的表里二经症状应用广泛。例如，外感又患便秘，以肺经原穴太渊配大肠经的商阳，或大肠经原穴合谷配肺经络穴列缺可宣肺止咳、疏通肠道。肝郁化火而致胆之相火亢盛，出现烦躁、口苦、胸胁苦满等，选肝经原穴太冲配胆经络穴光明，或胆经原穴丘墟配肝经的络穴蠡沟疏泄肝胆之郁火。关于表里经原络配穴组合中原穴与络穴的选择遵循以下两个原则：一是按表里经脉病变之先后次序定原络。例如，手太阴肺经先病，出现咳嗽、喘息、气急、胸闷等肺部症状，继而又见腹泻或便秘手阳明大肠经症状，就以手太阴之原穴太渊配手阳明之井穴商阳；反之，若大肠经先病，肺经后病，则应以手阳明之原穴合谷配手太阴之井穴少商。二是以表里经脉病变的主次轻重定原络，也称"主客配穴法"，即以主要病经的原穴配次要病经的井穴。

又如，病变以肺经为主，症见咳嗽、喘息、气急、胸闷、咽痛，伴轻微发热、头痛等，就以肺经之原穴太渊为主，配大肠经之井穴商阳为客；反之，若病以大肠经为主，症见发热、头项强痛、鼻塞、大便失调，伴轻度咳嗽，则应以手阳明之原穴合谷为主，配手太阴之井穴少商为客。

十二经原穴、井穴如表 6-6 所示。

表 6-6　十二经脉原穴、井穴

经络名称	原穴	井穴
手太阴肺经	太渊	少商
手厥阴心包经	大陵	中冲
手少阴心经	神门	少冲

续表

经络名称	原穴	井穴
足太阴脾经	太白	隐白
足厥阴肝经	太冲	大敦
足少阴肾经	太溪	涌泉
手阳明大肠经	合谷	商阳
手少阳三焦经	阳池	关冲
手太阳小肠经	腕骨	少泽
足阳明胃经	冲阳	厉兑
足少阳胆经	丘墟	足窍阴
足太阳膀胱	京骨	至阴

（二）背俞穴和募穴的应用

背俞穴和募穴均为脏腑、经脉之气输注、聚集的部位，二者脉气相通。元代滑伯仁在《难经本义·六十七难》中说："阴阳经络，气相交贯，脏腑腹背，气相通应。"但背俞穴和募穴的主治作用又各有特点。

背俞穴全部位于腰背部足太阳经夹脊第 1 侧线上，往往是内脏疾患的病理反应点。例如，使用 7 号痧疗器 A 端在背部心俞穴轻轻点压，若表现为有压痛，可判断病位在心。有些病则表现为俞穴敏感、迟钝、麻木等。背俞穴的治疗特点主要是扶正补虚，调节脏腑机能，偏于治疗相应脏腑的慢性虚弱性病证。

"五脏俞"还可用于治疗所开窍的五官病、所主持的五体病，如肝俞治肝，肾俞治肾，心俞、肺俞调理心肺，脾俞、胃俞调理脾胃。肝主筋，开窍于目，肝俞亦可治疗筋病和目疾；肾主骨，开窍于耳和前后二阴，肾俞即能治疗骨病和耳疾、前后二阴病变。肺俞治疗咳嗽、气喘，属于脏腑病；肺开窍于鼻，系于咽喉，外合皮毛，故肺俞又分别治疗鼻病、咽喉病和皮肤病。脾俞主治腹胀、腹泻，属于脏腑病；脾开窍于口，其华在唇，主四肢肌肉，故脾俞又分别治疗口唇和四肢病变。湿病久治不愈，致四肢关节、肌肉肿胀疼痛，也可以根据"脾主湿"之理取脾俞进行治疗。

募穴位于胸腹部，与相应脏腑的位置接近。若某一脏腑发生病变，常常会以多种不同形式的阳性反应从所属募穴上表现出来。例如，肺系疾病会在中府穴出现压痛，膀胱结石可在中极穴触及结节或条索状反应物。

募穴的治疗特点是驱邪泻实，有通调脏腑、行气止痛之功，偏于治疗相应脏腑的急性实证。如刮中脘可通调腑气，滚摩期门可止胁肋疼痛，关元、天枢横刮可调理肠道，止腹泻腹痛，施以温熨法可治腹部寒重；中极点压可清利膀胱，治癃闭、小腹胀痛。

在鍉圆针系统痧疗中，同一脏腑的背俞穴和募穴常配合使用，称"俞募配穴法"，取"阴病行阳、阳病行阴"之义，为前后配穴法的代表。如咳喘前取中府，后取肺俞；胃病前取中脘，后取胃俞等。俞募配穴充分体现了经络的调节阴阳作用。二者一前一后，一阴一阳，相互协调，相辅相成，对治疗阴证、阳证俱见的脏腑病变疗效颇著。一般规律是募穴偏治腑病、阳证、热证、实证；背俞穴偏治脏病、阴证、寒证、虚证。胸膈以上的背俞穴也可主治外感热证、喘急烦热、胸背引痛等阳性病证；脐以下的募穴也可主治虚劳羸瘦、遗精、阳痿、崩漏、中风脱证等阴性病证。脏腑募穴、背俞穴如表6-7所示。

表 6-7 脏腑背俞穴、募穴表

脏腑	背俞穴	募穴	脏腑	背俞穴	募穴
肺	肺俞	中府	大肠	大肠俞	天枢
心包	厥阴俞	膻中	三焦	三焦俞	石门
心	心俞	巨阙	小肠	小肠俞	关元
脾	脾俞	章门	胃	胃俞	中脘
肝	肝俞	期门	胆	胆俞	日月
肾	肾俞	京门	膀胱	膀胱俞	中极

俞募穴在鍉圆针系统痧疗应用中，操作手法一般采用点压、点刺法。有些募穴采用补法，如膻中、巨阙、中脘、关元、中极，治疗慢性病效果更佳。

（三）经络检测注意事项

1. 经络双侧同时测定

人体是一个不断发生变化的统一体，不同时刻相同部位的电阻比值都会有所不同，同一时间测定双侧电阻比值可以避免由此产生的偏差。再有，十二正经在人体两侧呈对称性分布，正常情况下同一时刻在相同部位气血运行应该是相同的，因此，选择每一经络双侧同时测定，比较双侧气血运行情况，便于更明确地做出诊断。

2. 电阻比值参数

正常情况下，健康人两侧经络相同部位的气血运行相同，那么测定的相应电阻值也应相似，即电阻比值应近似接近1。由于人体是不断运动的，电阻比值也不应一成不变，所以最终结果应是在以1为中心的范围内上下波动，人体功能状态发生变化，经络气血的信息会发生较大幅度的变动。

第五节　人体解剖分区循经辨治

　　鍉圆针系统痧疗解剖分区循经辨治，无论是中医工作者还是西医工作者，均易学易掌握。头面部操作以主治面、口、耳、目、头局部及就近组织器官病证为主；颈项部操作主治咽喉病、瘿瘤、颈强、高血压、甲状腺功能失调；胸部操作主治胸、肺、心、乳房病；上腹部操作主治上消化道疾病；下腹部操作主治妇科、男科病、下消化道疾病、二便异常；下肢操作主治腰背部及下肢局部病（以委中穴常用），小腿部穴、足部穴可主治脾胃病、水液病、热病及本经所过头面五官病（以足三里作用广泛且常用）；足部穴可主治部分神志病。鍉圆针系统痧疗既可局部取穴，还可以远端取穴刮按揉。例如，治疗头痛，腕部有三个"阳"穴：阳溪（大肠经）治疗前头痛；阳池（三焦经）治疗颠顶痛；阳谷（小肠经）治疗后头痛。刮按揉三穴皆可治疗头痛，其机理是因三穴皆属阳经，头属阳。因此，外治法应在中医辨证论治指导下进行，某些疾病能纯粹用鍉圆针系统痧疗，但复杂疾病或疑难疾病需要多种治疗方法有机结合，包括"针刺、艾灸、中药、痧疗"多位一体的综合疗法。以下依据解剖部位进行详细介绍。

一、面部玉颜醒五窍术

【器具准备】5、8、11号痧疗器；1号、2号玻璃罐；痧疗介质；面巾纸。

【功能主治】鼻渊、弱视、痤疮、皱纹、斑等。

【**操作方法**】患者取仰卧位，术者坐于患者前方，嘱患者身心放松，双眼轻轻闭合，清洁皮肤，面部适当涂痧疗介质，然后进行治疗操作。面部五官经络走行、解剖结构及功能较身体其他部位复杂，故操作流程分预备式、醒五窍式及结束式三部分。

1. 预备式

头面部疾患，无论外感、内伤，头部操作都宜先做预备式。

（1）开天门：用痧疗器自眉心起直线向上刮至上星，先用 8 号痧疗器 A 端刮 10～30 次，再 5 号痧疗器 A 端刮 10～30 次。本法可醒脑明目，宁心安神。

（2）刮坎宫：痧疗器与皮肤呈 10°～90° 夹角，先用 8 号痧疗器 B 端分别轻按鱼腰，再用直线轻刮法由前额正中线印堂开始，两侧分别由内向外刮拭。点按揉攒竹、鱼腰、丝竹空，每穴 10～20 次，刮拭点按力度要轻柔，速度要缓慢，以避免出痧。本法可醒脑明目，散风止痛。

（3）刮揉印堂：以 11 号或 8 号痧疗器 B 端点按揉印堂 10～30 次，可镇静安神，活络疏风。

（4）刮揉太阳：以 11 号或 8 号痧疗器 B 端点按揉太阳 10～30 次，可清热祛风，止头痛，除烦躁。

2. 醒五窍式

主要用 8 号或 11 号痧疗器 A 端刮拭。

（1）护眼明目：术者一手扶持固定患者头部，另一手持痧疗器，器具与皮肤呈 10°～45° 夹角，顺着眼轮匝肌纤维分别自目内眦到目外眦，刮拭上下眼睑，即在睛明与攒竹之间，沿眼上眶刮至瞳子髎；向下则由睛明沿眼下眶刮至瞳子髎。可在睛明、攒竹、瞳子髎、承泣处用点压法刮拭，刮拭力度要轻柔，速度要缓慢。操作过程中询问患者有无酸胀、疼痛感，以免出痧。

（2）聪耳益肾：用短线轻刮法，刮双耳10～20次；点按揉刮耳前听宫、听会、听门；轻刮下关、上关、翳风，每穴10～20次。

（3）通鼻利肺：用短线轻刮法和点按揉刮法，刮拭两侧鼻翼根部，即由迎香向上至鼻通刮拭10～30次；由鼻翼向两颧颊部由内向外进行刮拭，即从迎香向下关刮拭，上迎香向上关刮拭。刮拭力度要轻柔，速度要缓慢，以免出痧。

（4）固齿美口：用轻刮、点按揉刮法，以承浆为中心分别向两侧环形刮拭，即由承浆过地仓向兑端的方向刮拭，刮拭力度要轻柔，速度要缓慢，以避免出痧。再用11号痧疗器B端点按揉刮人中、承浆，每穴10～20次；刮拭上下口唇及鼻唇沟。

（5）玉面美颊：以承浆为中心沿下颌方向由内向外刮拭，即由承浆过地仓、颊车、听会方向刮拭；由迎香过颧髎、下关、上关、瞳子髎、太阳刮拭至曲鬓两侧发际线。刮拭力度要轻柔，速度要缓慢，以免出痧。

3. 结束式

（1）对提通天：双手各持1个5号痧疗器，按、揉、刮太阳10次，然后迅速提向通天3次，可活络通窍，清热疏风。

（2）双蝶玉面：术者双手各持1个5号痧疗器，自承浆开始，以蝴蝶双飞式，刮拭至额头中线10～20次，以均匀促进面部气血循环。

（3）闪罐、走罐：根据患者病情需要，可适当配合走罐、闪罐。用1号罐在两侧面颊部及额部进行走罐1～3分钟；或用1号罐在两侧面颊部及额部进行闪罐20～30次。

此外，针对眼部问题包括麦粒肿、角膜炎，可在印堂及太阳穴揪痧。术者五指屈曲，用食指、中指的第2指节将施术部位的皮肤与肌肉揪起，然后瞬间用力向外滑动再松开，这样一揪一放，反复进行，并连续发出"啪啪"的声响。

【注意事项】

1. 面部痧疗前需先清洁皮肤。

2. 面部痧疗根据皮肤特点涂抹不同的介质，既避免损伤皮肤，又益于美肤。

3. 面部痧疗用变速轻刮、刮揉法，刮拭角度根据不同部位解剖特点在 10° ～ 90° 之间切换，刮拭力度轻柔，以免出痧。

4. 面部痧疗用力要轻柔，忌用大力、重力。

二、头部健脑安神益发术

【器具准备】 1、2、5、6、7、8 号痧疗器。

【功能主治】 感冒、头痛、失眠、高血压、颈椎病、健忘、脱发、眩晕、耳鸣耳聋、三叉神经痛等。

【操作方法】 操作头顶及两侧部，患者取仰卧位、侧卧位或正坐位；操作头后枕部，患者取俯卧位、侧卧位或正坐位。术者坐于患者头部前方，或立于患者的一侧，一手扶持患者头部的一侧，保持头部相对稳定，另一手握持痧疗器。嘱患者闭上眼睛，身体放松。

1. 头顶部

以百会向四周进行刮拭，先用 5 号痧疗器再用 6 号痧疗器进行由粗到细、由轻到重的刮拭方法；每一侧刮拭 10 ～ 20 次，用 7 号痧疗器 A 端或者 8 号痧疗器 B 端点按百会、四神聪等穴，头皮微微发红即可。

2. 头部两侧

先用 5 号痧疗器，再用 6 号痧疗器从太阳附近开始，经头维，绕耳上，向头侧后乳突和风池方向刮拭，先轻刮，然后力量逐渐加重，以患者能够耐受为度，最后再逐渐减力轻刮，每一侧刮拭 10 ～ 20 次。用 8 号痧疗器进行双侧耳后刮拭，按照胆经及三焦经的方向，每一侧刮拭 10 ～ 20 次。

3. 头后枕部

先用 5 号痧疗器，再用 6 号痧疗器从百会向头后部至颈项部刮拭 10 ～ 20 次，然后从百会两侧旁开 1.5 寸向头后部至颈项刮拭 10 ～ 20 次。

4. 穴位点按

可用 7 号痧疗器 A 端点按风池、风府、率谷、四神聪、安眠等穴。

5. 梳五经

用 6 号痧疗器从前发际梳向后发际 36 次，可行气活血，疏经通络，祛风定痛，安神养脑。

6. 角叩头

用 1、2 号痧疗器 B 端匀速轻轻叩击头部各部位 30 次，频率 2 ～ 5 次/秒，可消除疲劳，疏通经络。

【注意事项】

1. 头部因有头发覆盖，痧疗前一般不涂痧疗介质。

2. 不强行出痧，因头部不易出痧。

3. 手法轻柔、舒缓，顺着发丝生长方向刮拭，避免痧疗器缠绕头发，损伤毛囊，引起头皮疼痛。

4. 进行痧疗时，一手扶持，一手刮拭，以保持头部稳定和安全。

三、固有颈前三角七线痧疗术

颈部以斜方肌前缘为界，前为固有颈部，后为项区。通常所说的颈部是两侧斜方肌前缘之间和脊柱颈段前方的部分，即颈前区（颈前三角），包括下颌下三角、颏下三角、颈动脉三角和肌三角。

【器具准备】5、8、10、11、12号痧疗器；痧疗介质；面巾纸。

【功能主治】咽炎、打鼾、甲状腺肿大、扁桃体炎、高血压、下颌淋巴结肿大及颈部祛皱美容。

【操作方法】颈部鍉圆针系统痧疗按照解剖4个三角区和7条经络走行线精准刮拭。

患者取仰卧位，去枕平卧，头部后仰，身体放松，术者坐于患者头顶部位；或患者取坐位，术者站于操作部位侧。下颌下三角及颏下三角最好选用仰卧位。将痧疗介质均匀涂抹于操作部位。

1. 刮拭下颌下三角

下颌下三角是由左右二腹肌前后腹与下颌骨下缘围成的三角形区域。用10号痧疗器A端，自正中任脉分别向两侧平移，由下而上刮拭下颌下三角10～20次。

2. 刮拭颏下三角

颏下三角位于左右二腹肌前腹与舌骨体之间，其浅面有皮肤、浅筋膜及颈筋膜浅层，深面为两侧下颌舌骨肌及其筋膜，称为口膈。

第一步：用11号痧疗器A端沿着任脉即颏下三角正中线自下而上刮拭10～20次，避开喉结及颈静脉窦。

第二步：喉结两侧分别用10号痧疗器A端刮拭，每个部位刮拭 20 ～ 30 次。

第三步：用 11 号痧疗器 A 端点按天突、廉泉、承浆穴，每穴 10 ～ 20 次。

第四步：用 12 号痧疗器 A 端自天突沿正中线任脉两侧向上单刮或双刮至承浆，刮拭 10 ～ 20 次。

第五步：用 2 个 5 号痧疗器 A 端，置于天突两侧，同时斜向上双刮拭至胸锁乳突肌前缘，每个部位刮拭 20 ～ 30 次。

此外，可酌情配合揪痧：刮拭完毕后，将患者扶起，取坐位，咽喉部放松，术者五指屈曲，用食、中指的第 2 指节进行揪痧，以稍微出痧为度。

3. 刮拭颈动脉三角

颈动脉三角位于胸锁乳突肌上份前缘、肩胛舌骨肌上腹和二腹肌后腹之间。其浅面为皮肤、浅筋膜、颈阔肌及颈筋膜浅层；深面为椎前筋膜；内侧为咽侧壁及其筋膜。

用 5 号痧疗器 A 端由下而上、由前至后轻轻刮拭 10 ～ 30 次；再用 8 号痧疗器 B 端由下而上、由前至后刮拭 20 ～ 30 次。

4. 刮拭肌三角

肌三角由颈前正中线胸锁乳突肌前缘和肩胛舌骨肌上腹围成，用 10 号痧疗器 A 端沿离心方向，轻柔短线刮拭，每个部位刮拭 20 ～ 30 次。

5. 刮拭颈前七线

第 1 线：用 11 号痧疗器 A 端自承浆至天突，刮拭颈前正中线（任脉）。

第 2、3 线：用 10 号痧疗器 A 端刮拭双侧颈前夹气管线。

第 4、5 线：用 5 号痧疗器 A 端分别刮拭双侧颈阔肌沿线。

第 6、7 线：用 8 号痧疗器 A 端分别刮拭双侧胸锁乳突肌的前缘线。

【注意事项】

1. 颈动脉三角部位禁止双侧同时刮拭。

2. 颈部皮肤比较松弛，嘱患者稍仰头展平皮肤褶皱，避免滞涩器具，损伤皮肤。

四、项部八区七线痧疗术

项部按照解剖部位分为八区进行鍉圆针系统痧疗操作，可疏风通络、开窍醒脑，简便、安全，易掌握。

【器具准备】3、4、5、7、8号痧疗器；2号、3号玻璃罐；痧疗介质；面巾纸。

【功能主治】颈椎病、失眠、落枕、脑供血不足、耳聋、耳鸣、高血压、颈肩僵硬、疲劳综合征、头痛、头晕、小儿斜颈等。

【操作方法】患者取正坐位或俯卧位，术者立于患者的一侧。先在患者项部正中涂抹痧疗介质，术者一手固定患者头部，另一手持器具。

1. 刮拭后发际枕下区

用5号痧疗器A端，自枕外隆凸及两侧上项线按揉刮拭至第2颈椎棘突处，刮拭10～30次；然后向上滑动按揉，轻轻地侧向颅底，按揉枕下三角区。用7号痧疗器A端点按风府、哑门、天柱、翳风、风池，每穴刮拭10～20次。

当枕下区域由于身体疲劳、俯卧睡觉或者情绪紧张时受到刺激，这里的肌肉会变紧张，有时会挤压到穿过枕下三角区域的神经。鍉圆针系统痧疗松解紧张的肌肉，使枕下三角区经络气血畅通。

2. 刮拭项部正中项韧带区

（1）刮督脉：以 7 号痧疗器 B 端用直线轻刮法，从后发际正中哑门开始，向下刮至大椎，即沿督脉循行的方向刮拭。可在大椎用点按揉法重点刮拭，刮拭力度可由轻到重，均匀、深透有力，刮拭 10 ～ 20 次。

（2）刮脊椎二侧线：用 4 号痧疗器 A 端，从项部脊柱两侧的天柱向下刮至风门，即沿斜方肌上束在项韧带的起点足太阳膀胱经循行的方向刮拭，采用重刮法，以每一部位刮拭 20 ～ 30 次为宜。

3. 刮斜方肌上束区

（1）用 4 号痧疗器 A 端，以直线刮法从两侧风池开始，向下沿肩上经过肩井刮至肩髃，即沿足少阳胆经的循行方向刮拭。可在风池和肩井处用点压法重点刮拭，刮拭力度可由轻到重，均匀用力，刮拭 10 ～ 20 次即可。

（2）用 4 号痧疗器 A 端，以直线重刮法从斜方肌上束项韧带起始部及大椎，沿肌肉起始方向刮至肩中俞 10 ～ 20 次。

4. 刮桥弓（胸锁乳突肌区）

桥弓具体指两侧的胸锁乳突肌，用 3、5 号痧疗器 A 端，以直线轻刮法自胸锁乳突肌附着部上方足少阳胆经完骨穴，经手少阳三焦经翳风穴，刮至胸锁乳突肌起始部的足阳明胃经气舍穴，刮拭 20 ～ 30 次。

5. 刮拭颈外侧区、颈后三角区

用 8 号痧疗器 A 端，以短线轻刮法刮拭位于双侧锁骨上缘、胸锁乳突肌后缘、肩胛舌骨肌下腹下缘之间的锁骨上窝（锁骨上三角）20 ～ 30 次。用 7 号痧疗器 B 端，以短线轻刮法刮拭胸锁乳突肌后缘、斜方肌前缘及肩胛舌骨肌下腹上缘之间的枕三角 20～30 次。

6. 刮拭项七线

第 1 线：用 7 号痧疗器 B 端以项部正中线（督脉），从风府穴向下到大椎轻刮 10～20 次。

第 2、3 线：用 7 号痧疗器 B 端，从项部正中线两侧后发际下行至双侧斜方肌项部隆起处，直线点按揉颈夹脊穴。

第 4、5 线：用 7 号痧疗器 B 端从完骨刮至肩井，宜轻刮，每侧可刮拭 20～30 次，当触及肌肉粘连感扳机点，配拨按揉手法。用 7 号痧疗器 A 端点按肩井、天宗、肩中俞、肩外俞。

第 6、7 线：用 4 号痧疗器 B 端，从双侧风池刮至肩井。

操作结束前，以直线轻刮法循各经脉直线刮拭 3～5 次。注意动作宜柔和，切忌用力猛重。

【注意事项】

1. 刮拭颈两侧至肩上时，一般应尽量拉长刮拭距离，中途不能停顿。

2. 刮拭颈部时用力宜轻柔，痧疗器避开棘突突出部位，点按揉刮棘突两侧。

3. 要掌握经络循行规律，同时全面理解颈项部解剖学及肌肉和关节的生物力学原理，掌握手法操作要点是取得临床疗效的基础。

4. 不要同时刮两侧的桥弓、枕后三角、锁骨上三角，避免刺激反射，引起血压过度降低。

5. 嘱患者微收下颌，尽量伸展项部。

五、背腰部通督振阳疏背俞术

背俞穴是脏腑之气输注于背的部位，与相应脏腑之气直接相通。十二脏腑各有一背俞穴，共有背俞穴 12 个，均分布于足太阳膀胱经背部第 1 侧线上，即后正中线旁开 1.5 寸，大体上与脏腑所处位置的高低相应，并依据脏腑名称命名，如肺俞、心俞、肝俞、脾俞、肾俞等（表 6-8）。《素问·长刺节论》说："迫脏刺背，背俞也。"说明背俞穴与其相应脏腑位置接近，治疗上对该脏腑具有相对的特异性。《灵枢·背腧》说："欲得而验之，按其处，应在中而痛解，乃其俞也。"对这段话有两种认识，一种认为当用手按压时，患者感觉酸、胀痛处是穴；一种认为是指原有疼痛疾患，用手指按压能使疼痛得到缓解，患者感觉快然处是穴。

表 6-8　十二背俞穴表

五脏	背俞	六腑	背俞
肺	肺俞	大肠	大肠俞
肾	肾俞	膀胱	膀胱俞
肝	肝俞	胆	胆俞
心	心俞	小肠	小肠俞
脾	脾俞	胃	胃俞
心包	厥阴俞	三焦	三焦俞

【器具准备】1、2、4 号痧疗器；3 号、4 号玻璃罐；痧疗介质；面巾纸。

【功能主治】

1. 由于背俞穴与脏腑之气直接相通，故可反映脏腑气血的盛衰，在临床中可作为协助诊断的穴点。

2. 当背俞穴局部出现异常反应，如结节、陷下、条索状物、压痛、过敏、出血点、丘疹及温度或电阻变化时，往往反映相关脏腑气血异常。例如，当胆囊疾患时，可在胆俞处找到压痛点或结节。在治疗上，刺激背俞穴又可起到调节脏腑之气的作用，治疗脏腑病变，如心俞治疗心痛、心悸、失眠等心脏疾患；肺俞治咳嗽、喘息、寒热等肺脏疾患；脾俞治腹胀、飧泄等脾脏疾患；胃俞治疗胃痛、呕吐等胃腑疾患。五脏背俞还具有治疗与之相应脏腑关联的五体官窍疾患，如肝主筋，开窍于目，故肝俞可治疗瘈疭、目视不明等疾患；脾主四肢肌肉，开窍于口，故脾俞可治疗四肢懈惰、肌肉痿软及口的疾患。

3. 治疗背腰部肌肉劳损、腰椎间盘突出症、腰三横突综合征、自主神经功能紊乱等。

【操作方法】操作前，铺一次性中单，患者暴露背部，双手自然放于两侧，身体放松；术者将介质涂于患者背部，轻触皮肤，轻轻刮拭，探索皮下肌筋膜点，有无疼痛及皮下硬结点。因背部面积较大，根据痧疗部位和方法分述如下。

1. 刮脊柱正中线督脉

用1、2号痧疗器A端，采用直线轻刮法，从大椎开始，沿脊柱正中督脉向下刮至长强10～30次，尽量拉长线，减少分段刮拭。

2. 刮脊柱两侧膀胱经

采用直线重刮法刮拭背部两侧足太阳膀胱经第1侧线和第2侧线之间的区域，根据病情需要也可以分段操作，与刮拭背腰部正中分段方法相同，每侧以刮拭20～30次为宜。刮拭背腰部足太阳膀胱经时可在相应疾病的背俞穴反应点采用点压按揉法进行重点刮拭。

3. 刮督脉两侧夹脊穴

用 4 号痧疗器刮督脉两侧经外奇穴夹脊穴，自平大椎穴由上而下推刮至平十七椎（第 5 腰椎棘突下）10 ~ 30 次，能调节自主神经的功能。

4. 小部位刮按揉拨

背腰部行痧疗可以治疗全身五脏六腑的病证，在病变脏腑相应背俞穴、患者局部疼痛部位肌肉间隙、肌肉起止点、扳机点进行刮按揉拨，每个部位 10 ~ 20 次。

5. 刮两肋部

沿着两侧肋骨进行斜向下刮拭，手法由轻到重，再由重至轻，以有温热感为度。

6. 刮揉八髎

短线直刮和团揉刮法相结合，先快速上下和左右刮拭各 10 ~ 20 次，再以十七椎为中心团揉 50 ~ 100 次。操作时，以患者感觉到局部发热为度，若患者感觉仿佛有一股热流传导至前阴和小腹部，甚至通达到双脚，效果最佳。

7. 刮拔结合

慢性劳损及肥胖患者需刮拔结合：①闪罐法：于患者背部劳损部位及相关腧穴，如大椎、肺俞、脾俞、胃俞、肾俞等进行闪罐治疗 20 ~ 30 次。②走罐法：于患者背部进行走罐治疗，自上而下，时间 3 ~ 5 分钟。劳损部位可进行多次的摇罐及滚罐。

【注意事项】

1. 背腰部刮拭面积较大，结束需用放松手法，即进行手法由重到轻的结束动作。

2. 痧疗与罐疗可以交替进行，若患者肥胖或证型属于虚证，刮拭不易出痧的情况下，可尝试刮拭—闪罐—刮拭—闪罐—刮拭的顺序。

3. 背腰部正中及胁肋部刮拭手法应轻柔，不可用力过大，以免损伤脊椎及肋骨。

4. 背部督脉和膀胱经从上向下的距离比较长，手法熟练、匀速直线刮拭则患者感受较佳，如果手法不够熟练、中间不停顿则会导致用力不均匀，可以根据患者脏腑功能状况选择不同的分段操作。

六、前胸开胸理气护心术

【器具准备】7、8、9号痧疗器；痧疗介质；面巾纸。

【功能主治】冠心病、心悸、胸闷、痞满、呃逆、乳腺增生、乳腺炎等。

【操作方法】操作前，患者取仰卧位或半坐位，术者立于或坐于患者一侧，一手固定患者胸部，另一手持痧疗器；在刮拭部位涂抹痧疗介质。

1. 刮拭胸部正中任脉

用9号痧疗器以直线轻刮法从天突开始，沿着胸骨从上向下经过膻中刮至鸠尾，手法由轻到重，以刮拭 20 ~ 30 次为宜。可在天突和膻中采用点压按揉法刮拭，每个穴位可按揉 5 ~ 10 次。

2. 刮拭胸部两侧

用7、8号痧疗器行轻刮法、弧刮法从锁骨上缘开始，沿着肋间隙从内向外再从上向下刮至第11肋，绕开乳头，每一肋间隙刮拭 10 ~ 20 次，微微出痧即可。

【注意事项】

1. 胸部两侧以身体前正中线任脉为界，沿肋骨解剖弧度分别向左右两侧，选用合适型号的痧疗器轻柔刮拭，以免伤及皮肤和肋骨。

2. 胸部乳头和乳晕处除丰胸健乳者，普通患者慎刮，孕妇及经期女性禁止刮拭。

七、腹部九宫八卦运六腑术

【器具准备】1、2、3、7 号痧疗器；3 号、4 号玻璃罐；痧疗介质；面巾纸。

【功能主治】脏腑之气汇聚于胸腹部的募穴，在临床上常与相应背俞穴配合应用，称俞募配穴法，用以治疗相应脏腑病证，可加强疗效。本法主治胃痛、泄泻、便秘等消化道病证；月经不调、痛经、经闭、绝经前后诸证、带下病等妇科病证；遗精、阳痿、前列腺增生等男科疾病；尿频、小儿遗尿等泌尿系疾病。

【操作方法】操作前，患者取仰卧位，屈曲双侧下肢，用垫枕放于屈曲肢体的下方，使腹部放松；术者站或坐于患者身体一侧。将痧疗油均匀涂抹于腹部，分区操作。

1. 直刮腹中线

用 7 号痧疗器 B 端贴在剑突下，适度用力从剑突下任脉鸠尾穴开始，沿腹中线任脉向下经过上、中、下脘刮至脐部；避开肚脐再向下经过气海、关元、中极刮至耻骨联合上缘连线曲骨穴，从上至下，反复操作 20～30 次。在上述每个穴位处都可以采用点压按揉法进行重点刮拭 20～30 次为宜。尽量拉长线，采用长刮法，以腹部发热为宜，可帮助导滞通便降气。

2. 弧线摩刮腹部肋缘及两侧

用 1、2、3 号痧疗器 A 端分别放在同侧的剑突旁，从季肋缘向下分刮沿足少阴肾经（前正中线旁开 0.5 寸）、足阳明胃经（前正中线旁开 2 寸）、足太阴脾经（前正中线旁开 4 寸）3 条经脉，向下刮至腹股沟，每条经脉以刮拭 20 ～ 30 次为宜。可在腹部两侧天枢穴处采用重刮法进行重点刮拭，以 5 ～ 10 次为宜。本法可起到调中和胃、理气止痛的功效。

3. 团揉螺旋线刮腹部

（1）团揉螺旋线刮上腹：将 1 号痧疗器 A 端中心置于上腹部中脘穴，适度用力顺时针环形摩动 30 ～ 100 次，注意摩腹的圈子逐渐扩大，上至剑突，下至肚脐，以上腹发热为宜，可起到宽胸理气、健脾和胃的功效。

（2）团揉螺旋线刮神阙脐周：将 1 号痧疗器 A 端中心置于神阙穴，边缘紧贴皮肤，适度用力绕脐做顺时针或逆时针团摩腹部 100 ～ 200 次，逆时针为补法，顺时针为泻法（手法操作必须辨别虚实或者虚实夹杂），手法由轻到重，频率逐渐加快，为 180 ～ 200 次 / 分，刮摩腹部的圈子由肚脐逐渐扩大，上至剑突，下至曲骨，力度渗入到肌层，以患者出现腹部舒适热感为宜，可以起到健运脾阳、活血化瘀、理肠通腑的功效。

4. 刮按带脉

用 1 号痧疗器 A 端自神阙沿脐水平线分别横向两侧刮拭，手法由轻到重，再由重到轻，可酌情进行穴位的点按。

酌情配合罐疗：①闪罐法：取穴上脘、下脘、气海、中极、关元、天枢、大横等，操作 20 ～ 30 次。②走罐法：可自上而下走罐，或者顺时针走罐。便秘者逆时针方向走罐 3 ～ 5 分钟，负压宜小，以腹部微微发红为宜。

【注意事项】

1.由上向下刮拭，腹泻者逆时针、便秘者顺时针刮拭。有内脏下垂者，应由下向上刮拭。上腹部操作应在就餐1小时之后；小腹部操作前应排空大小便。

2. 腹部行痧疗时，由于胃肠蠕动增强等生理功能的变化，常会出现腹内作响（肠鸣音）、嗳气、腹中温热或易饥饿等现象，属于正常反应，可顺其自然，无须做任何处理。

3. 刮按揉的力度、频率大小和方向是整个疗程成效最重要的部分。力度由浅至中，由中至深；再由深至中，由中至浅；频率由慢到快，再由快到慢；根据辨证虚实选择顺时针或逆时针方向。

4. 由于腹部深层为脏腑，重刮按要掌握好力度，刮拭过程中多询问患者的感受。

八、环周松肩术

【**器具准备**】2、7、9号痧疗器；痧疗介质；面巾纸。

【**功能主治**】肩周炎、肩颈部肌肉劳损、三叉神经痛等。

【**操作方法**】操作前，患者取俯卧位或坐位，术者立于患者的一侧，先在患者肩上部两侧涂抹痧疗油，一手固定患者项部，另一手握持痧疗器。

1. 刮拭肩上部

用直线刮法从风池穴开始，向下沿肩上经过肩井刮至肩髃，即沿足少阳胆经的循行方向刮拭。可在风池和肩井处用点压法重点刮拭，刮拭力度可由轻到重，均匀用力，刮拭10～20次即可。

2. 刮拭肩胛区

（1）肩胛内侧：用7号痧疗器进行刮拭（瘦小的患者可选用9号痧疗器），从两侧天柱向膈俞方向刮拭，可重刮，以每侧刮拭20～30次为宜。

（2）肩胛外侧：用 7 号痧疗器沿肩胛冈上下由内向外直线刮拭，然后弧线刮拭至肩关节后缘的腋后线，避开骨性标志物，以每侧刮拭 20 ～ 30 次为宜，当触及肌肉有粘连感，用 7 号痧疗器 A 端进行拨筋及揉按。

以上部位再用 2 号痧疗器进行刮拭，肩胛骨方向宜从中间向两侧弧形刮拭，手法较前逐渐加重。

3. 刮拭肩胛内侧缘

患者取俯卧位或正坐位，两手放于身体两侧或交叉放于胸前部，术者采用直线重刮法先从身柱穴开始，沿脊柱正中向下刮至至阳穴，即沿督脉进行刮拭，刮拭 20 ～ 30 次即可；然后再沿与身柱平齐的两侧足太阳膀胱经刮至膈俞，刮拭 20 ～ 30 次即可。

4. 刮拭肩后部

患者取俯卧位或正坐位，两手放于身体两侧或交叉放于胸前部，术者先用直线轻刮法由内向外刮拭肩胛冈上下，然后用弧线刮法刮拭肩关节后缘的腋后线，以每一部位刮拭 20 ～ 30 次为宜。

5. 刮拭肩前部

采用弧线刮法刮拭腋前线，以每侧从上向下刮拭 20 ～ 30 次为宜。

6. 刮拭肩外侧

术者一手握住患者前臂手腕处，使其上肢外展 45°，另一手握持痧疗器，用直线重刮法刮拭肩关节外侧的三角肌正中及两侧缘，以每侧刮拭 10 ～ 20 次为宜。

【注意事项】

1. 刮拭肩胛骨时宜用力轻柔，不宜采用重刮法。

2. 刮拭肩部遇骨骼突出时应轻刮或避开。

九、上下肢滑利四肢百骸术

（一）上肢痧疗

【器具准备】7、8号痧疗器；痧疗介质；玻璃罐；面巾纸。

【功能主治】发热、头痛、牙痛、上臂和前臂急性关节及软组织损伤或慢性劳损、颈椎病；上肢所属经脉可治疗相应脏腑病证，如手阳明大肠经和手太阴肺经可治疗肺部疾病。

【操作方法】

1. 刮拭上肢外侧部

患者取仰卧位或正坐位，术者一手将患者上肢稍外展并固定，另一手握持痧疗器。先在要刮拭部位涂抹痧疗介质，然后采用直线刮法从上向下依次刮拭手阳明大肠经、手少阳三焦经、手太阳小肠经循行区域，每一部位以刮拭10～20次为宜。每条经脉均可分为两段进行刮拭，即上臂和前臂，先刮拭上臂再刮拭前臂，并可在曲池、手三里、外关、合谷各穴处采用点压按揉法进行重点刮拭，每个穴位可刮拭5～10次。

2. 刮拭上肢内侧部

患者取仰卧位或正坐位，术者一手将患者上肢稍外展并固定，另一手握持痧疗器。先在要刮拭部位涂抹痧疗介质，然后采用直线刮法从上向下依次刮拭手太阴肺经、手厥阴心包经和手少阴心经循行区域，每一部位以刮拭20～30次为宜。每条经脉均可分为两段进行刮拭，即上臂和前臂，先刮拭上臂再刮拭前臂，并可在内关、神门各穴处采用点压按揉法进行重点刮拭，每个穴位可刮拭5～10次。

3. 刮拭肘关节

患者取坐位或者仰卧位，屈曲患侧肢体，将小垫枕放于屈曲肢体的下方，使患者肢体放松。术者将痧疗介质滴于肘部，并均匀涂于肘关节周围，然后轻轻刮拭。由于肘部外侧肌肉较薄，刮拭用力宜轻。在肘关节外侧，围绕肘关节肘髎、曲池、手三里及肘部周围阿是穴，先用 7 号痧疗器 B 端自上而下轻轻刮拭 10～20 次；再对肘关节局部的穴位进行闪罐治疗，每个穴位 2～3 次，避开鹰嘴等骨性标志物；肘关节内侧用 8 号痧疗器 B 端进行自上而下的轻轻刮拭，减少对周围动静脉的刺激。

【注意事项】

1. 上肢痧疗应尽量拉长，遇关节部位不可用力刮拭。

2. 上肢急性骨关节创伤、挫伤之处不宜直接刮拭，可采用上病下治。

（二）下肢痧疗

【器具准备】 1、2、3、5、8 号痧疗器；痧疗介质；面巾纸。

【功能主治】 下肢局部急性损伤和慢性劳损；所属经脉可治疗相应脏腑病证，如足太阳膀胱经可治疗头、项、目、背等与其相关脏腑病证。

【操作方法】 下肢操作，以膝关节为界分上下两段分别刮拭。

1. 刮拭下肢前侧面

操作前，患者取仰卧位或侧卧位，伸直患肢。小腿前侧面因胫骨前肌肉和皮下组织薄弱，因此，大腿和小腿操作所使用的器具不同，操作方法有别。

（1）膝关节上部：将痧疗介质均匀涂于大腿至膝关节周围；依次用 1、2、3 号痧疗器沿患者大腿前侧由上至下、手法由轻到重，每个部位分别刮拭 10 ～ 20 次，以患者有酸胀感为宜；可在血海、梁丘、鹤顶、内外膝眼等穴进行点压按揉。

（2）膝关节下部：用 8 号痧疗器自膝关节下部由轻到重刮拭至足背，避开骨性标志物，以刮拭 10 ～ 20 次为宜；可在阴陵泉、阳陵泉、足三里、太冲等穴进行点按揉拨。

2. 刮拭下肢背侧面

第一步：操作前患者取俯卧位或侧卧位，双下肢自然伸直；术者立于患者一侧；将痧疗介质均匀涂于下肢背侧面。

第二步：用 1、2、3 号痧疗器分别依次沿患者大腿根部后外侧，从上向下刮拭经络循行区域，纵线自外而内、力度由轻到重，可采用长刮、重刮法，每个部位刮拭 10 ～ 20 次，以患者有酸胀感为宜。

第三步：重点腧穴环跳、承扶、承山采用点压法，扳机点用点按揉法，每个穴位 5 ～ 10 次。

第四步：结束时可用 5 号痧疗器进行由重到轻、频率由快减慢刮拭每个部位 10 ～ 20 次，以患者感觉舒适为宜。

3. 刮拭膝关节

用 8 号痧疗器自内向外刮拭髌骨周围；还可配合在膝关节周围腧穴进行闪罐，每个穴位 2 ～ 3 次。委中用轻刮法，以减少对腘动、静脉的刺激。

【注意事项】

1. 一般离心方向刮拭，但下肢静脉曲张、下肢水肿、淋巴回流缓慢者，应从足向心刮拭，关节骨骼突起部位应顺势减轻力度。

2. 下肢痧疗应以膝关节为节点，分两段分别拉长线刮拭，膝、踝关节部位力度一定要轻柔。

3. 仰卧位操作时，患肢膝下放一垫枕；俯卧位操作时，双踝下放一垫枕，使患者肢体得到放松，便于操作。

4. 关节连接处器械垂直于关节冠状面刮按揉。

5. 上肢急性骨关节创伤、挫伤之处不宜直接刮拭，可采用下病上治，刮拭上肢相应经络，气行则血行，有益于肿痛消散。

第七章　鍉圆针系统痧疗临床操作基本要求

第一节　临床适用范围

一、适应证

鍉圆针系统痧疗临床应用广泛，适用于内、外、妇、儿、骨伤、五官等各科疾病，而且痧疗还适用于预防疾病和保健强身。

1. 内科病证

高血压、冠心病、糖尿病、中风、眩晕、头痛、面瘫、痹证、痿证、面痛、感冒、咳嗽、哮喘、心悸、不寐、郁证、胁痛、胃痛、呕吐、呃逆、泄泻、痢疾、便秘、癃闭、阳痿、遗精等。

2. 妇儿科病证

月经不调、痛经、经闭、带下病、不孕症、盆腔炎、乳少、小儿遗尿、小儿惊风、小儿食积、小儿脑性瘫痪、小儿多动症等。

3. 皮外伤科病证

荨麻疹、湿疹、带状疱疹、扁平疣、神经性皮炎、痤疮、斑秃、疔疮、丹毒、痄腮、乳痈、乳癖、肠痈、痔疮、项痹、肩痹、肘劳、腱鞘囊肿、腱鞘炎、腰痛等。

4. 五官科病证

目赤肿痛、麦粒肿、近视、耳鸣、耳聋、鼻渊、牙痛、口疮等。

5. 急症

晕厥、高热、抽搐。

6. 其他

用于减肥、抗衰老、美容等。

二、禁忌证

1.有出凝血机制障碍、精神分裂症、抽搐等疾病者禁用或慎用。

2.原因不明的肿块及恶性肿瘤部位、皮肤溃烂、新发生的骨折处及疝气处禁用。

3.传染性皮肤病，不宜直接在病灶部位刮拭。

4.孕妇及经期月经量较多者，禁刮下腹部、臀部、腰骶部，其他部位也要慎用痧疗，且手法宜轻，用补法。

5.年老体弱、空腹、脸部不宜大面积以泻法刮拭。

6.对痧疗恐惧或过敏者禁用。

7.醉酒、过饱过渴、过度疲劳者禁用。

8.动静脉有血栓斑块者禁用。

9.新发生的骨折患部禁用。

10.癃闭者及便秘几日者，禁用力刮下腹部。

第二节 操作实施要求

一、术前准备

（一）器具选择

根据病情需要和操作部位选择不同型号的痧疗器和痧疗介质（具体见第四章相关内容）。

（二）体位选择

操作时必须根据病证特点、刮拭部位和患者体质等，选择患者舒适持久、术者便于操作的治疗体位。

1. 坐位

患者侧身坐于椅上，一只手扶于椅背上；或双腿分开，面向椅背坐于椅上，双手扶于椅背上；或坐于方凳、圆凳上或床边，双手扶于桌边或床边，暴露头、颈、肩、上肢和背部。该体位适用于头面部、颈项部、肩部、背部和上肢部位痧疗，如头痛、感冒、颈痛、肩痛等病证施痧疗时，多选择此种体位。

2. 仰靠坐位

患者坐于椅上，背部靠于椅背，暴露颈项前部及胸前部位。该体位适用于面部、颈前、胸部、肩部和上肢部位进行痧疗。咽部不适、慢性支气管炎、气管炎、肩痛等病证痧疗，全身痧疗及面部美容时，多选择此种体位。

3. 扶持站位

患者身体前倾，稍弯腰站于床、桌或椅前，双手扶床边、桌边或椅背，使背部、下肢部暴露。扶持站位适用于背部、腰部、臀部和下肢部位行痧疗。背痛、腰痛、腿痛及下肢不适等病证行痧疗时，多选择此种体位。

4. 仰卧位

患者仰卧于床上，暴露面部、胸部、腹部及上肢内侧。该体位宜用于面、胸、腹部和上肢内侧的痧疗。腹泻、腹痛、肥胖等病证痧疗，全身痧疗，面部美容及心肺不适患者进行胸部痧疗时，多选择此种体位。该体位尤其适用于老年人、妇女。

5. 俯卧位

患者俯卧于床上，暴露头后、颈、背、臀部及下肢后侧，宜用于头后部、颈部、肩上部、背腰部、臀部和下肢内、外、后侧痧疗。颈痛、肩痛、背痛、腰痛、疲劳、腿痛、失眠等病证痧疗，全身痧疗，以及背部痧疗配合走罐时，多选择此种体位。

6. 侧卧位

患者侧卧于床上，暴露侧半身及身体前后侧。患者取侧卧位时，双下肢自然屈曲，或下面腿伸直，上面腿屈曲，下面上肢屈肘约90°。该体位适用于肩部、臀部和下肢外侧痧疗。肩周疼痛、髋部疼痛及下肢一侧骨关节疼痛行痧疗时，多选择此种体位。

（三）清洁消毒

1. 痧疗器消毒

痧疗器需达到中水平以上的消毒。常用的方法包括采用碘类消毒剂（碘伏、氯己定碘等）、醇类和氯己定的复方、醇类和季铵盐类化合物的复方、酚类等消毒剂，在规定条件下，以合适的浓度和有效的作用时间进行擦拭消毒。痧疗器除了按照以上擦拭消毒之外，还可选用高温、高压或煮沸消毒灭菌。

2. 施术部位消毒

鍉圆针系统痧疗属于无创疗法，操作部位皮肤有污垢者，可应用热毛巾，或一次性纸巾，或75%酒精棉球，或生理盐水进行清洁或消毒。

3. 术者消毒

术者双手应用肥皂水或洗手消毒液清洗干净，或75%酒精棉球擦拭清洁，戴一次性手套。

（四）环境准备

实施痧疗时，治疗室内应保持整洁卫生，温度适中，以患者感觉舒适为宜。

二、操作方式

1. 直接刮法

在施术部位涂痧疗介质后，用痧疗器直接接触患者皮肤，在体表反复进行刮拭，至皮下呈现痧痕为止。

2. 间接刮法

先在患者要刮拭的部位盖一层薄布，然后再用痧疗器在布上刮拭。该法可保护皮肤，适用于儿童、年老体弱者及高热、中枢神经系统感染、抽搐、某些皮肤病患者。

三、基本操作原则

临床应根据患者的病情、体质、体重、年龄、性别、耐受力及操作部位的差异，进行选经取穴施治，同时要灵活掌握体位及刮、点、按、拨的方向、力度、幅度等刺激量。

操作部位原则是先头面后手足，先胸腹后背腰，先上肢后下肢，逐步按顺序刮拭。

手法先轻后重，先刮后拨，根据病位深浅及病情轻重辨证进行刮、点、按、拨或针药结合。

四、疗程要求

外感类疾病，一般 1 ~ 3 次为 1 个疗程。

内伤类疾病，1 ~ 2 次／周，10 ~ 15 次为 1 个疗程，休息 2 ~ 3 日后再进行下一疗程。

面部疾病及痹证不出痧手法操作，每日 1 ~ 3 次，10 日为 1 个疗程；慢性消耗性疾病痊愈后需要巩固 1 ~ 2 个疗程。

季节性疾病在发病季节来临之前 1 ~ 2 周开始实施痧疗，有一定预防复发的功效。

亚健康保健需要每个月 1 ~ 2 次。

五、刺激量的选择

要点：辨清病证，酌量轻重，力度大小适宜，速度幅度均匀。

鍉圆针系统痧疗临床操作"以通为用，以平为期"，即患者有酸麻重胀、温热舒爽感觉是疗效的关键。一般患者术中感酸麻重胀，筋腱肌肉粘连部位有微痛，术后即刻感温热轻松舒爽，无疼痛；部分患者术中伴有刮拭部位发痒，室温低于 24℃时容易出现。应重视术中、术后患者的主体感觉。在治疗过程中还发现，首次痧疗出现痧象较重，出现酸麻重胀需要的时间相对较短，而维持时间较长，术后温热感觉维持时间也较长。在以后的持续痧疗中，每次出现酸麻重胀时间有延迟的趋势，微痛消失，术后热感降低，这是病变的经络逐渐得到疏通，粘连筋腱、肌肉松解的结果。这说明鍉圆针系统痧疗的治疗效果存在累积效应。

鍉圆针系统痧疗应根据患者的病情和体质采用不同的刺激方式和强度，实证、热证、痛症及发作期需加大刺激量，引起机体强烈的良性反应，即用"大"（刮拭幅度大、受术面积大）、"快"（速度快、频率快）、"多"（出痧多、病位深者需要复合手法）的强刺激方法；而对虚证、寒证、亚健康、慢病体弱和恢复期，则采用相反的"小""慢""少"的弱刺激方法，以起到扶正补虚的补益作用。但这些刺激产生的作用一方面取决于操作手法，另一方面取决于机体的功能状态。个体差异在一定条件下，甚至起主导作用，故施术前一定辨证精确。对病位在卫分，卫气抗争于肌表，敏感度高的患者即使是实热证，也应采用轻手法；而对于痹证等敏感度低的患者，即使是虚证，也应采用强手法，以加强"得气"的效果。

因术者操作技术、力度及患者对疼痛的耐受等因素影响，会给部分患者带来疼痛、酸麻等不适的感觉。术者在操作时应时常与患者沟通，尽量避免疼痛、麻木等不适感，提高患者的舒适度。

第三节 护理要求

常言道，"三分治疗，七分护理"。这句话虽然不十分准确，但却反映了护理工作的重要作用和地位。痧疗术前、术中及术后护理人员对患者体贴入微的精心护理，细心地观察，并及时发现病情变化，采取有效措施，与医生密切配合，正确运用护理程序，可加速患者康复的进程。《世医得效方》中谈到刮痧刮出皮下出血凝结成像米粒样的红点为止，然后通过盖衣被保暖，喝粥、汤等发汗，使汗孔开张，痧毒外泄。其中，痧疗后盖衣被保暖，喝粥、汤发汗等护理质量直接影响痧疗效果。因此，现在痧疗后，医护人员常嘱咐患者进行自我调理，如饮温开水、规律生活，鼓励其持续治疗，提醒患者注意其他事项等，这些优质护理也是鍉圆针系统痧疗的核心要素之一。

一、基础护理

鍉圆针系统痧疗护理除掌握患者生理、心理信息，监测体温、脉搏、呼吸、血压等生命体征变化等常规基础护理外，还需应用护理技术和护理艺术，为患者治疗全过程提供全面的、系统的、整体的服务。

1. 减轻患者恐惧、焦虑等不良情绪

以热情和蔼的态度关心患者，并热情地接待患者和家属。与患者沟通，鼓励患者表达自己的想法及期望了解的信息，有些患者看过痧象图片或他人的痧象，紫红色的印迹，或接受过虚假中

医的痧疗、罐疗，因疼痛心生恐惧，误将鍉圆针系统痧疗与创伤性出痧及刮破皮肤混为一谈，担心疼痛，从而出现心理紧张。此时护理人员应尽量以认真细致的工作态度、娴熟的技术取得患者的信任与配合。

2. 调整患者身体功能状态

一般来讲，正气存内，邪不可干。凡正气未衰，收效较快；凡正气已衰，则收效较慢。机体的功能状态是影响"气至病所"产生反应性的重要因素。凡久病和老年患者机体正气不足，经气不易激发，见效较慢；实证及年轻人则较易达到"气至病所"。所以，给患者饮食知识的指导，改善患者全身营养状况，促进休息和睡眠；对于虚证及久病患者，可在临床治疗中运用适当的补益药物，使机体正气渐复。

3. 协助构建医患之间信托关系及患者依从性

信任是取得疗效的基础，患者的全力配合也是决定疗效的一个很重要因素。治疗前要求让患者对痧疗有所了解，根据患者的具体状况，因势利导，激发医患双方的互动，以助"气至病所"，往往能取得事半功倍之效。但是，临床治疗中要注意根据实际情况灵活变通，既要使患者不感觉治疗之苦，又要保证适度的酸麻胀痛的感觉，从而有效地发挥痧疗的作用。在临床上，经常会遇到一些饱受病痛折磨而乱投医的患者不完全相信痧疗，一开始只是试试看，持有怀疑态度，如果第一次没什么明显效果，他就不会做第二次了，更谈不上让他按疗程治疗。病证不同，效果有异，有些病证施以痧疗立竿见影，有些慢性疾病需要一定疗程，并不是一次或两次就能痊愈。因此，"不信者不治，不诚者不治"。护理人员协助做好医患沟通，取得患者信任，调动患者的主动性非常重要。

4. 应用消毒痧疗器

临床治疗必须选择能反复灭菌消毒的器具或一次性消毒器具。虽然痧疗不刮破皮肤，属于无创治疗，但是因为器具密切接触患者皮肤，有交叉感染的风险。为防止院内交叉感染，准备治疗物品需全神贯注，检查消毒日期、器具的型号、消毒过程中有无破损。有传染病或患有皮肤病的患者最好"一人一器"（即每人使用专用器具），且用后无菌消毒。

二、术前护理

1. 备齐用物携至床旁，核对解释，消除患者恐惧心理。治疗室门外可挂禁止进入指示牌，不可锁门。

2. 评估患者全身情况、皮肤情况、健康养生知识，主要包括意识状况、有无关节活动受限、自理能力、相关健康养生知识的了解程度和要求等。皮肤的评估，包括皮肤清洁度、完整性、颜色、温度、柔软度、弹性、感觉功能等。

3. 保持门窗关闭完好，空气新鲜，环境安静，检查有无安全隐患。行痧疗前，调整室内温度至 24 ~ 28℃。冬季时应注意室内保暖，尤其在冬季应避免寒冷与风口；夏季行痧疗时，应回避风扇及空调直吹裸露部位，以防患者受凉复感风寒而加重病情。不施术的部位需要保温护理，防止受凉，注意遮挡。切勿过度暴露患者身体，以保护患者隐私。

特别提醒：寒冷的地方和没暖气的房间可隔衣服刮按，首先在力求保暖的前提条件下，再调理患者身体状况。

4. 询问患者有无饱餐及饥饿状况。饭后须过 1 小时才能行痧疗，以免影响脾胃消化功能，出现术中不适。同时避免饥饿时实施痧疗，以免低血糖、眩晕等意外发生。

5. 询问患者大小便情况，一是下腹部操作需排空二便；二是避免治疗过程中因如厕而间断治疗，影响疗效。

6. 屏风或纱帘遮挡患者，协助患者脱下衣物，根据治疗需要摆放相应体位。检查床位高度和患者体位是否舒适和安全，是否便于医生操作。在刮拭部位下铺浴巾或面巾纸，避免痧疗介质污染患者衣物。

7. 为活动受限、不能自理的患者脱衣物时，先脱近侧，后脱远侧；如有麻痹瘫痪，先脱健肢，后脱患肢。脱下的衣物不可放于地上，以免交叉感染。穿衣服时，先穿远侧，后穿近侧；如有外伤，先穿患肢，后穿健肢。

三、术中护理

1. 实施痧疗过程中要随时观察患者的病情变化，如面色、脉象、汗出等情况，如出现颤抖、面色苍白、脉速等异常征象或患者自述不适时，应立即停止治疗，根据不良反应的症状及时处理。

2. 治疗过程中，手法切换时要询问患者有无疼痛等不适，因为对于刮拭力的耐受度，个体差异较大，应避免晕刮。

3. 每次行泻法治疗时，操作时间不可过长。

4. 严格掌握每次治疗出痧不可过多的原则。

5. 防止患者滑跌、坠床等意外情况发生。

6. 痧疗油若不慎入眼，请立即以清水冲洗；皮肤敏感人群，使用前请先小面积试用，用后敏感或感不适者请勿使用。

四、术后护理

临床实施痧疗过程中，术者往往重视具体操作，操作完成后，很少注意术后护理，常常导致术后发生不良反应，或效果不尽人意。如常见的术后着凉，轻则影响疗效，重则刮拭部位出现皮肤僵硬、毛孔痉挛、全身酸痛。痧疗术后护理主要是起床护理、对患者进行健康教育、护理评价及清洁消毒。

1. 起床护理

行动自理的患者行痧疗后起床是最容易忽略的问题之一，在痧疗结束时，如果未注意起床的护理，有些患者会出现体位性低血压、眩晕甚至摔倒，特别是老年人、心脑血管病及颈腰椎病患者更容易发生。

痧疗后起床姿势：第一步，嘱患者慢慢转身自行起床；身体重心应该慢慢移向床边。第二步，医护人员不离开治疗床，扶持患者肩部，患者顺势平缓地转为坐姿。第三步，密切观察患者有无不良反应，待患者安神定志后，才允许患者下床行走离开。患者下床时身体的一侧下肢先着地，双上肢要用力支撑，腰部伸展，然后另一侧的下肢再移动着地，手扶床头慢慢站起，这样可以减少医疗事故的发生。

2. 健康教育

（1）指导患者应经常注意痧疗前后的注意事项及痧疗常识。叮嘱患者术后注意保暖、休息，并观察病情有无好转，做好记录。一般患者术后 10 ～ 15 分钟内不出门，避免风寒之邪侵袭，3 ～ 4 小时后再洗浴，当日不洗冷水澡，夏季 24 小时内不直吹空调和风扇。

（2）让患者了解鍉圆针系统痧疗是中医外治疗法之一，痧疗部位及操作手法等根据身体功能状况而定，遵照医嘱按时治疗。

（3）嘱患者保持情绪安定，注意休息，忌冒风，忌劳力，忌暴怒，忌纵情。治疗期间饮食宜清淡，忌食生冷油腻辛辣之品。饮食起居、情志调护等相互配合，才能取得最佳疗效。

（4）指导患者及家属术后穿棉织或丝织品内衣，居家自我痧疗养生选择便于反复清洁消毒的器具、安全的介质用品，减少不良反应。

（5）需居家痧疗保健者，嘱其自我刮拭力度轻柔，以无痛不出痧、温热舒适为佳，根据患者身体功能状况指导其保健部位、频次、手法等具体操作方法。

3. 护理评价

（1）患者行痧疗过程中安全，无意外发生。

（2）术后患者感受，是否舒适、轻松、局部温热舒爽。

（3）观察全身皮肤及痧象有无异常，提供疾病信息。

（4）患者获得了护理方面的有关知识。

4. 清洁消毒

使用过的器械物品及时清洁、消毒后备用；治疗室清洁消毒，更换一次性物品。切勿使用不便消毒材质的痧疗器，避免交叉感染。

按照中华人民共和国卫生行业标准《医疗机构消毒技术规范》（2012 版）采用的斯伯尔丁分类法，根据医疗器械污染后使用所致感染的危险性大小及在患者使用之间的消毒或灭菌要求，痧疗器与完整黏膜相接触，而不进入人体无菌组织、器官和血流，属于中度危险性物品。中度危险性物品，应采用达到中水平消毒以上效果的消毒方法。

关于痧疗器清洁消毒问题，有必要重点说明一下，中医文献虽然有使用钱币、兽角、钥匙、玉石等刮痧按摩的记载，但是这些器具是当时历史条件下的产物。一是古代无菌观念淡薄，交叉感染、接触传染病传播等没引起重视；二是条件有限，缺乏规范的医疗器械。中医药学去其糟粕、传承精华的科学精神在中华民族繁衍生息的历程中闪耀着炫目的光辉。如果中医药学在其学科发展中没有科学精神，必然会裹足不前而贻害生民。吸收现代护理学清洁消毒的理念和理论，重视创新的现实意义，痧疗与时俱进才是恪守中医药学传承的正道。

总之，提高护理质量与提高临床效果密切相关，认真掌握痧疗基础护理知识，护理动作轻柔、敏捷，关心体贴患者，重视安全操作，不给患者造成医源性伤害，是学习鍉圆针系统痧疗的重要内容之一。治病尤其是解决疑难杂症的关键点是"细节决定成败"。

第四节　注意事项

术者应经过正规的培训，不仅要有熟练的痧疗手法技能，还要掌握中医基础理论、经络腧穴知识，西医的人体解剖学、生理学、病理学知识等。治疗前应审证求因、辨证辨病，全面了解患者的病情，排除痧疗禁忌证。治疗过程中，要随时观察和询问患者的反应，适时地调整手法与用力的关系，做到均匀柔和、持久有力。

1.对老人、儿童应掌握适宜的刺激量，真正做到使患者不知其苦。

2.下肢静脉曲张或下肢肿胀者，宜采用逆刮法，由下向上刮拭。

3. 急性软组织损伤、急性腰扭伤，局部疼痛肿胀较甚、瘀血甚者，应选择远端穴位进行操作，待病情缓解后，再行局部操作。

4. 术者的手要保持清洁，指甲要每天修剪。

5. 痧疗术中或术后，患者局部皮肤表面可能出现潮红、瘀点、瘀斑，即"出痧"。这是实施痧疗过程中固有的现象，每个人只是因多种因素影响，出痧程度有所不同，无须紧张。在头面部施术时，如无必要，应尽量不出痧，以免影响美观。

6. 术者在操作过程中应全神贯注。

7. 对于饱后、酒后、暴怒后、大运动量后的患者，一般不予立即进行痧疗。

8. 传染病患者应根据病情、病种按隔离原则进行痧疗。

9. 冬季要保持温暖，直接刮拭要坚持使用介质，防止损伤患者的皮肤。

10. 废旧痧疗器应按照《医疗废物管理条例》处理。

第五节　异常情况的处理

鍉圆针系统痧疗是一种外治法，与药物内治是有区别的。临床上，如果手法操作不当，不但会减弱应有的疗效，而且还能加重患者的痛苦，甚至会导致不良后果，危及生命，故当积极预防意外的发生，一旦发生，应及时正确处理。痧疗意外涉及患者的皮肤及软组织、骨与关节、血液系统、神经系统、泌尿系统等。

一、晕刮

若出现头晕、目眩、心慌、出冷汗、面色苍白、恶心欲吐，甚至神昏仆倒等晕刮现象，应立即停止重手法的不良刺激，抚慰患者勿紧张，使其平卧位，饮用1杯温开水或温糖水，并注意保温，或用痧疗器点按患者百会、水沟、内关、足三里、涌泉穴。如症情较重，应立即予以抗休克治疗，必要时立即请内科会诊治疗。

预防及处理：为了防止晕刮诱发休克意外，临床上必须做到空腹患者不予实施痧疗，剧烈运动后或过度劳累后的患者不予重手法治疗。使用重手法刺激时，必须在患者能够忍受的范围内，且排除其他器质性疾病。

二、皮肤及皮下软组织损伤

皮肤及皮下软组织损伤在实施痧疗中最为常见，包括皮肤、皮下组织、肌肉、肌腱、韧带、关节附件等损伤。主要原因有4个：第一，初学痧疗者，手法生硬，不能做到柔和深透，从而损伤皮肤。第二，粗蛮的手法是造成皮肤损伤的重要原因。刮按吸拔粗蛮，局部施加压力过大或小幅度急速而不均匀地使用重刮法，则易致皮肤损伤。第三，过久的单一手法操作。器械长时间吸定在一定的部位上，局部皮肤及软组织的感觉相对迟钝，痛阈提高，可导致皮肤损伤。第四，应用温熨法时，器具温度过高烫伤，或者应用凉抹法时，温度太低冻伤局部组织。由于皮肉受损，血离脉络，瘀血积聚，气血停滞，经络闭塞，局部出现疼痛、肢体肿胀，刮拭部位皮肤变硬、皮下瘀血、皮肤张力增加，甚至刮拭部位皮肤有水疱形成，注意检查肢体血液循环状态，筋膜间隔区和肌肉、神经功能。

预防及处理：要求医者加强手法基本功的训练，正确掌握各种手法的动作要领，提高手法的娴熟程度。皮肤及局部软组织出现破损者需及时局部清创处理，局部出现水疱者，清洁消毒局部，避免弄破水疱，以防继发感染。

三、骨折与关节损伤

操作过程中，由于手法过于粗暴，或对关节的正常活动度认识不足，施加压力超过正常关节活动度，而使骨与关节、软组织损伤。或由于对疾病的认识不足，毫无准备施行重刮手法操作，造成病理骨折甚至医源性骨与关节损伤。操作时，当患者取俯卧位，重刮按压脊椎或肋骨时，如果用力过度使脊椎生理弧度消失，容易造成胸腰段椎体压缩性骨折；或重刮按压胸部，使胸腔的前后径缩短、左右径增长，导致肋骨的侧部发生断裂。

预防及处理：①要求术者对骨与关节的解剖结构和正常的活动幅度有深刻的了解；行痧疗时不乱使用强刺激手法，尤其是在关节部位，一旦发生意外应及早处理，同时要分辨是局部损伤还是合并有临近脏器的损伤。②特别是对于老年人，久病体弱或伴有骨质疏松的患者，由于肋骨逐渐失去弹性，肋软骨也常有骨化，在受到外力猛烈挤压时易造成肋骨骨折；对某些转移性恶性肿瘤而使肋骨有病理变化的患者，此时采用背部及胸部的重刮按压手法极易造成医源性或病理性骨折。另外，对年老体弱的患者不用重刮，以免造成骨折。

四、肾功能衰竭或多器官功能衰竭

如果手法粗暴、用力过大，出痧面积过大或过于频繁出痧，可能会造成皮下毛细血管大量破裂，释放大量血红蛋白入血，血红蛋白是分子量非常大的蛋白质，血液都需要经过肾小管过滤，血红蛋白因为体积太大容易在肾小管内积聚形成管型，堵塞肾小管，严重者会造成肾功能衰竭，甚至导致多脏器急性衰竭死亡。

预防及处理：力度一般以患者能够耐受为宜。不可用力过猛或暴力刮拭，造成患者皮下组织肌肉破损、出血。

五、痧疗油不慎入眼和痧疗油皮肤过敏

预防及处理：痧疗油若不慎入眼，请立即清水冲洗。若在面部刮拭，痧疗油请勿直接滴到眼睛周围，用痧疗器或棉签涂抹；皮肤敏感人群，使用前先小面积试用，用后敏感或感不适者勿使用；请放在婴幼儿接触不到的地方。

此外，极少数情况下，因术者用力不当、暴力操作或不可抗因素，可能使痧疗器发生折断的风险，进而导致术者、患者受伤。因此，术者必须熟练掌握操作规范，避免此类情况的发生。

第六节 用药及饮食宜忌

一、用药宜忌

鍉圆针系统痧疗配合中药治疗时，总的用药原则宜清其里，

宜透其肌；宜疏利，不宜补滞。

1. 根据患者身体功能状态辨证选择药物

用药规律：从表而散，用荆芥、防风、细辛、牛蒡子之类善能透窍；禁用麻黄、羌活搏击肌表。郁久化积者，用青皮、陈皮、郁金、木香从中而消；用大黄、枳实、枳壳之类从大便而下；用木通、泽泻之类从小便而行。食积者宜用山楂、莱菔子、麦芽之类治其食阻，慎用藿香，防瘀血阻滞者闭门留寇。血瘀者宜用桃仁、红花、赤芍，以活血祛瘀除壅。血毒者宜用金银花、连翘以清热解毒。痰阻者宜用槟榔、莪术之类治其积滞。痰积者宜用陈皮、杏仁之类以理气化痰；慎用半夏，因半夏性燥，防其助火生邪。

2. 服药方法的选择

发热患者，如果没有积食、血瘀，中药宜常温服，即所处自然环境的温度。热入营血，有血瘀者，宜温服。

二、饮食宜忌

治疗完毕宜即刻饮 1 杯温水或温热粥汤；严禁治疗完毕即刻喝过冷或过热的水、热粥汤、热酒、生姜汤等。

治疗后身体舒爽，食欲不振患者会感觉饥饿，此时不宜暴饮暴食。因骤然暴食易导致病情复发，需忍耐一二日逐渐增加饮食量。

饮食宜忌也是保障临床疗效的重要方面：①宜食慈姑、荸荠、苹果、西瓜、藕、梨、佛手、薄荷、葛粉、菊花、橘子、牛乳等。②忌食龙眼、大枣、梅子、杏、李子、韭菜、大蒜、鱼虾、狗肉、牛羊肉、烟酒茶等刺激性食物。